妊娠線を消したければ、お腹を温めなさい

堀江義明 著

セルバ出版

まえがき

美容皮膚科医になって知った真実

「医療」と「美容医療」

私の医療キャリアは救急救命科からスタートしました。

その後、大手美容外科に移り多くの患者様の治療を行う中で、「医療」と「美容医療」の大きな違いを実感することになりました。

一般に「医療」とは病気を治し、患者様を救うことを指すと思っている人が多いと思います。私もそう思う1人でした。しかし美容医療では、その「医療」だけでは患者様を救うことができません。

美容医療とは文字通り「美容」と「医療」。「美」が最も重要な部分を占めています。「医療」は「美」を実現する手段であり、患者様が望む「美」を叶えることが美容医療医の使命であると、美容皮膚科医として経験を積む中で強く感じるようになりました。

私はシワやシミ、たるみなど、保健医療の範囲内では治せない数多くのお悩みを、「美容医療」によって解決してきました。

外見に悩みを持った患者様が、美容医療が提供する「美」によって救われる――美容皮膚科医として、多くの患者様の喜ぶ姿に感動し、やりがいを感じてきました。

「美容医療」の限界を感じて

しかし、数多くの症例を経験する中で、美容医療でも治療が難しいものがあるということも痛感しました。

その中の1つが「肉割れ・妊娠線（ストレッチマーク）」です。

「お腹一面にスイカのような縞模様の線ができて、温泉やプールに行けない」

「ふくらはぎに紫色の線ができてしまって、スカートがはけない」

「二の腕に筋が入ってしまって半袖が着られない」

このようなお悩みをもつ患者様を何人も見てきました。しかし確実な治療法がなかったため、思ったような治療効果を出せないままでした。

大手美容外科に勤めている中で、私は美容医療の限界を感じるとともに、何か治療法はないのかと考えるようになりました。

母を通して悩みの深さを知る

母に恩返しを

少し話が変わりますが、私は父親の顔を知りません。私が生まれてから8か月後に他界したからです。

母は、女手1つで私を育ててくれました。子ども（私）の面倒を見ながら働き、教育もしっかり受けさせてくれた母。私を一人前にしてくれるまでどれほど苦労をしたことでしょう。

私は、母の苦労に少しでも報いたいとずっと思ってきました。

そして2014年に恵比寿美容クリニックを開院すると、迷わず母に施術を受けてもらうことにしました。

母の顔のたるみやシワの1本1本を間近で見て、母が今まで受けてきた苦労を思い涙が止まりませんでした。私は持てる技術のすべてを使い、母の苦労の跡を1つひとつ丁寧に治療していきました。

そしてすべての治療が終わり、母は自分の顔を鏡で見ながら驚き、私に感謝してくれました。

母の喜ぶ姿を見て、私は改めて女性はいくつになっても綺麗でありたいと思っていることを強く感じました。そして美容医療は年齢に関係なく女性を綺麗にできる医療であることも実感できました。

美容医療はすべての女性に美を提供することが使命であると、独立したばかりの私が確信した瞬間でもありました。

解決されない悩み

このように私はクリニックを開院し、長年の夢であった「母の苦労に報いる」ことができたわけです。

しかし、ここで終わりではありませんでした。母の悩みをすべて解決したわけではなかったのです。

綺麗になった母は、出かけるのも楽しそうでした。しかし、温泉に出かけることはありませんでした。

不思議に思って理由を聞いてみると、母の答えは驚くべきものでした。

母は、私を産んだときにできた妊娠線がヒドく、恥ずかしくて大浴場に入りたくなかったのです。

妊娠線は自然には治りません。

できてから何十年経っても、その跡は白く肌に刻まれています。

そして妊娠線の悩みも、何十年経っても消えることはなかったのです。

最新の治療法を求めて

美容医療は、患者様の悩みを解決する医療です。

治療が難しいからといって、あきらめては真の医療者・美容皮膚科医とは言えません。

海外の最新治療法なら、何かあるかもしれない——私は海外にも目を向け、肉割れ・妊娠線の治療法を探すことにしました。

海外の治療法を求めて

美容医療先進国の治療に目を向けて

医療技術は日々進歩しています。そして日本は最先端の治療を受けられる国の1つであることは間違いありません。

しかし、こと美容医療についてはまだまだ海外に後れを取っている面が少なくありません。そのため海外の進んだ医療技術を取り入れている美容クリニックも少しずつ増えてきました。私も海外の医療技術をそのまま取り入れれば、きっと効果的な治療ができると信じていました。

私は、美容医療先進国であるヨーロッパやアメリカの医療技術に目を向け、肉割れ・妊娠線の治療法を探しました。そしてフランスで肉割れ・妊娠線解消の治療として行われている「血流改善ガス治療」を見つけ出しました。

結果が出ない原因は

早速その治療法を取り入れてはみたものの、思ったほどの効果を出すことができませんでした。

血流改善ガス治療は、海外では10年以上の実績がある治療法です。確かな治療法のはずなのに結果が出せない——どうして上手くいかないのか、悩みに悩みました。

そして、気づいたのです。

「海外の治療技術はあくまでも海外の人向けの技術である」と。

「日本人の肌質」に合わせた治療へ

欧米人の肌質と日本人の肌質は異なります。海外の治療技術をそのまま取り入れても、日本人に合うはずはないのです。

試行錯誤を繰り返し、この海外の革新的な治療法を日本人の肌質に合うように改良した結果、本来治すことのできなかった肉割れ・妊娠線をやっと治療できるようになりました。

この治療は、薬剤を使わない極めて安全性の高い治療法のため、産後のデリケートな身体にも安心して使うことができます。

そして、私の母のように、できてから数年経った妊娠線でも治すことができる治療法なのです。

この方法なら、肉割れ・妊娠線に悩むすべての方の悩みを解消できる、そんな確信のもと筆を握らせていただきました。

2019年11月

恵比寿美容クリニック理事長　堀江　義明

妊娠線を消したければ、お腹を温めなさい　目次

第4章　妊娠線はどうしてできる？

第5章　正しい妊娠線対策①　急激な体型変化を減らす

第6章　正しい妊娠線対策②　血行をよくする

あとがき

第1章　肉割れ・妊娠線は治らない？

肉割れ・妊娠線で悩んでいる人へ

肉割れ・妊娠線とは

「肉割れ（ストレッチマーク）」とは、簡単に言えば、肌にスイカのようなヒビ割れ模様が入ることです。特に妊娠して大きくなったお腹にできたものを「妊娠線」と呼びます。

赤ちゃんの成長とともに大きくなってくるお腹は、本来なら幸せの象徴です。しかし、そのお腹一面に赤い網目模様が入ってしまったら……。しかもこの妊娠線、一度できてしまうと自然に治ることはありません。

妊娠すると、身体は大きく変化します。初めての妊娠であれば特に、その変化に戸惑うことも多いでしょう。

中でもお腹が大きくなるにつれて、赤紫の線＝妊娠線が出てきてしまったらどうしようと、心配になる人も少なくありません。一生の記念として家族の思い出として残る憧れのマタニティーフォトも、妊娠線のおかげで台無しになってしまう可能性がありますし、撮影することをやめてしまう人もいるかもしれません。

戦々恐々としながら、大きくなるお腹にクリームを塗る日々。本当にそれでよいのでしょうか。

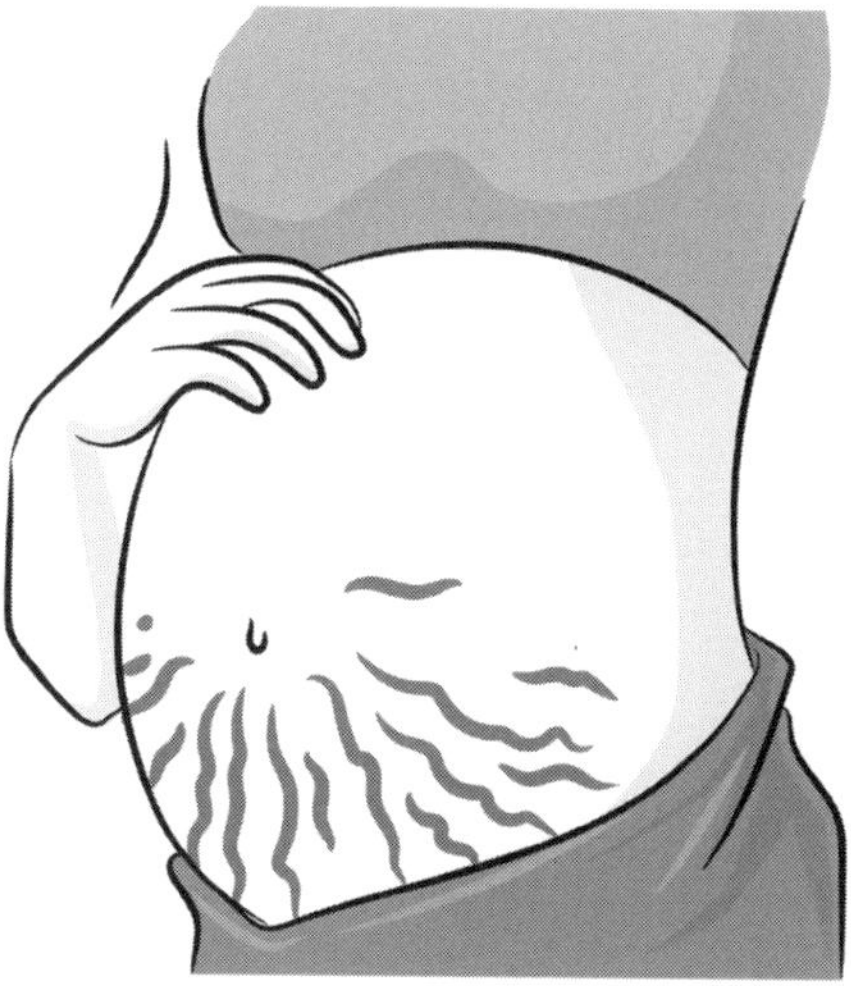

何より必要なのは「正しい知識」

今は育児雑誌や妊婦雑誌が数多く発行されています。またネット検索などで、妊娠線に関する情報を誰でも簡単に入手することができます。世の中に溢れている多くの情報には正しいものももちろんありますが、と同時に誤った情報も数多く目にします。内容によっては本当にひどいものもあり、いい加減な情報を世の中に流しているメディアやサイトには怒りすら覚えることもあります。

正直なところ、娠線線・肉割れの治療に関してはわれわれ美容医療の専門家も十分な治療法を見出せていませんでした。ほとんどのクリニックでは、妊娠線治療は施術項目に記載されていません。たとえレーザー治療などのメニューがあっても、本当に効果があるのかわからないまま、治療を行っているクリニックがほとんどです。

専門家でもこのような状況ですから、医療従事者でない一般の方々が目にした情報について正しいかどうかを判断することは極めて困難です。そして、その誤った情報を信じた結果、効果がないどころかさらに症状を悪化させてしまうことすらあります。

また同じ医師として非常に残念なことですが、相談した医師から「治らない」と言われ、傷ついた患者様もいらっしゃいました。医師からも見放されてしまっては「妊娠線・肉割れを治す方法はないんだ」と諦めてしまうのも無理はありません。

実際、当院にはそのような患者様が数多く来院されています。肉割れや妊娠線の正しい知識があれば、ここまでひどくならなかったのに――と、治療を行う中で度々そう思うようになりました。

様々な対策をしても効果が出ないのは、その方が悪いのではなく妊娠線治療に関する正しい知識を知らなかっただけなのです。

そこで今回、「正しい」肉割れ・妊娠線治療に関する知識を広めたいと思い、本書を執筆することを思い立ちました。正しい知識があれば、必要以上に妊娠線におびえることもなく、もっと楽しいマタニティーライフを送ることができるからです。

本書では、肉割れ・妊娠線ができる前はもちろん、できた後でも役に立つ「正しい知識」をご紹介していきます。

誤った情報に踊らされることなく、正しいケアで肉割れ・妊娠線の悩みを解決していきましょう。

第2章　肉割れ・妊娠線を正しく知っていますか

1　ネットの噂はどこまで信じて大丈夫？

それは本当に「正しい」情報なのか

ネットで「妊娠線」と検索すると、さまざまな情報が出てきます。いくつか同じような記事を見ると気づくかもしれませんが、書いてあることが微妙に違い、何を信じてよいのかわからなくなるでしょう。

例えば、検索上位にまずクリームが出て来るので、「クリームは絶対」と考えてしまいますが、クリームは肉割れ・妊娠線ができる真皮層へ、直接働きかけることができません。つまりクリームを塗ってさえいれば大丈夫ということではないのです。

また口コミや体験談を参考にする人もいるでしょうが、これはあくまでも「個人の感想・体験」であって、正確な情報ではありません。

例えば「ハンドクリームで妊娠線が防げた」という体験談があったとします。実はもともと妊娠線が出にくい肌質で、たまたまハンドクリームをお腹に塗っていただけだとしたら？　予防については後で詳しく紹介しますが、当然のことながらハンドクリームだけで妊娠線を防ぐことはかなり難しいです。情報が溢れている時代がゆえに正しい情報を得ることが難しくなっていると言えるかもしれません。

実は「広告」だったというケースも

もう１つ知っておいて欲しいことは、あなたがネットで読んでいる記事は、実は広告である可能性もあるということです。

メーカーの宣伝方法の１つに、商品を紹介する記事を書いてもらうという方法があります。有名人ブログにある「愛用」商品紹介も、そういうケースがままありますが、一見普通のハウツーものの記事であっても、じつは業者から依頼された宣伝記事であるケースもあるのです。

そのような場合、記事はメインの商品の購入へと誘導する内容であるため、当然のことながら１００％信じることはできません。

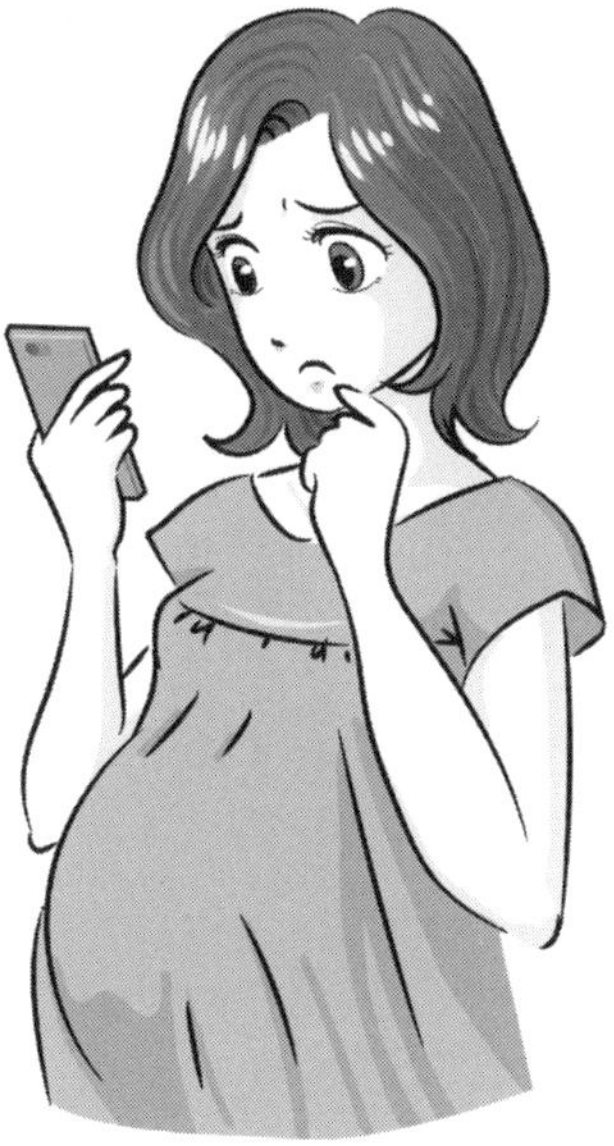

何が「正しい」のかを知ること

では、どうしたらいいのでしょう。

答えはたった１つ。肉割れ・妊娠線の正しい知識を身につけることです。

何が正しいかを知っていれば、ネット記事の「間違い」や「勘違い」にも気づくことができます。そして何が「役立つ話」であるのかもわかるようになります。

そのために本書があります。本書の中では肉割れ・妊娠線の「正しい」話をしています。本書を読めば、何が正しくて、何が間違いなのかちゃんとわかるようになります。

だから安心して読み進めてください。

2　そのケア、間違っていませんか

クリームやオイルでは治療できない

妊娠線ケアといえば真っ先に思い浮かぶのがクリームです。しかしクリームには治療効果はありません。

妊娠線や肉割れは、〝乾燥が原因〟と思い、保湿クリームやオイルなどを塗る方が数多くいらっしゃいますが、ほぼ改善されることはありません。

クリームやオイルなどの化粧品でケアできるのは表皮のみです。しかし肉割れ・妊娠線は表皮の下にある真皮で起こります。

どんなに塗りたくっても、クリームの成分が真皮まで浸透することは難しいです。そもそも表皮とは外部から身体を守る「バリア」です。この「バリア」を突破して真皮まで到達することは難しいというのは当然といえば当然です。さらに、治そうと必死に塗り続けた結果、皮膚の表面を必要以上に刺激して状態を悪化させてしまうこともあります。

妊娠線クリームは予防ケアに使うもの

では、何のために、多種多様な妊娠線クリームは売られているのでしょうか。

答えは簡単です。「妊娠線をつくらない」ための予防に使うためです。

肉割れ・妊娠線予防の１つに、肌の柔軟性を保つということがあります。クリームやオイルで肌を保湿することで、肌に柔軟性が生まれます。結果、妊娠線の発生を防ぐことができるのです。

できてから塗るのではなく、できる前に塗る、これがクリーム・オイルの正しい使い方です。

間違ったマッサージで悪化することも

また肉割れ・妊娠線のケアとして、マッサージがよいという話を聞いたことがある方は少なくないでしょう。また、クリームを塗るときにマッサージしながら……と使用説明書に書いてある場合もあります。

しかし実のところ「肉割れ・妊娠線にマッサージが効果ある」という医学的根拠はないのです。

むしろ真皮を圧迫し、より断裂を悪化させる可能性すらあります。

断裂を悪化させるまで行かなくても、強い力でマッサージをした結果、血行障害や内出血など別のトラブルを引き起こす危険性もあります。実際にご来院した患者様の中には、マッサージをやり続けて内出血を起こしてしまい、時間が経ってもその跡が残ってしまったという方もいました。

さらに妊娠中のマッサージは、お腹の張りを誘発する可能性もあります。頑張ってマッサージをした結果、切迫流産や切迫早産になってしまってはシャレにもなりません。

ただしマッサージもクリーム同様、肉割れ・妊娠線予防には効果があります。もし、妊娠中マッサージをしたいのであれば、素人判断で行うのではなく、医師や助産師など医療者のアドバイスのもと行うほうがよいでしょう。

3　肉割れ・妊娠線は治療できない？

「肉割れ・妊娠線」は皮膚の病気である

真皮で発生する疾患の1つに「線状皮膚萎縮症《せんじょうひふいしゅくしょう》」というものがあります。

じつはこれ、肉割れ・妊娠線の「医学的」な言い方です。

つまり、肉割れ・妊娠線は紛れもなく「病気」なのです。

妊娠線や肉割れの真の原因は「真皮層の断裂」です。乾燥ではありません。なので、どんなにクリームを一生懸命塗ったところで消えることはないのです（クリームを塗って線が増えるのを予防することはできます）。

真皮とはなんでしょうか？　皮膚は一番外側から「表皮」、「真皮」、「皮下組織」という層でできています。

表皮は柔らかいですが、真皮は柔軟性がありません。なので、体重の増減などにより、真皮が急激な伸びに耐えられなくなったときに、裂けてしまい、線や筋が現れるのです。特に体表面面積の広いお尻やふくらはぎ、太ももに多く発生しやすいです。逆に少ない腕などは発生しにくいです。

これが妊娠線・肉割れの正体です。

病気なのに、皮膚科で治せない？

病気である以上、本当に治したいのであれば専門医にかかることが何より大切です。しかし、普通の皮膚科に行っても難しいのが現状です。

当院には、皮膚科の医師から「肉割れ・妊娠線は治らないよ。服で隠しておけばよいじゃない」と言われて傷ついた患者が来院されたこともあります。

同じ医師として非常に残念なことだと思います。

正しくは「保険診療内で治すことができない」だけで、「自費診療の正しい治療法」であれば治すことができるのです。

「肉割れ・妊娠線」は〝ＱＯＬ〟に関わる病気である

肉割れ・妊娠線は、見た目以外の症状はありません。痛みもかゆみもなく、当然生死に関わる疾患ではありません。つまり、肉割れ・妊娠線は健康保険を使ってわざわざ治すほどの病気ではないとみなされているわけです。

ここに、日本の医療の問題点があると私は思います。

日本の医療は患者様のＱＯＬを軽視してきており、少しずつ改善されてきてはいるとは言え、まだまだ十分ではないというのが私の考えです。ＱＯＬとはクオリティ・オブ・ライフ（quality of life）の頭文字を取ったもので「生活の質」と訳されます。つまり人がいかに幸せに生きるか、という指標です。

残念なことに、日本の医療は「病気を治す」ことに重きを置き、患者様のＱＯＬは後回しになっています。

妊娠線や肉割れがある方はとにかく「肌を見られるのが嫌」なのです。だから、
・温泉や海、プールに行きたいけど行けない
・肌を隠すファッションばかりで、おしゃれを楽しめない
といった状況になってしまいます。

ガンなどのように命に関わる病気ではありませんが、精神的なストレスは計り知れません。

「消せるものなら消したい…」

妊娠線・肉割れに悩むすべての人にとって共通の思いでしょう。

美容医療は、このＱＯＬを前面に押し出した医療です。

肉割れ・妊娠線に悩み、ご自身のＱＯＬが落ちているのであれば、ＱＯＬを改善することができる美容皮膚科医に相談するのが一番なのです。

第3章　正しい治療法なら、肉割れ・妊娠線を治せる

1　肉割れ・妊娠線は真皮層の傷だった

肉割れ・妊娠線の主な原因は乾燥ではない

血流ガス改善治療について詳しくお話する前に、そもそも肉割れ・妊娠線がどうしてできるのか、説明させてください。

肉割れ・妊娠線の原因が「乾燥」であると考えている人は少なくありません。妊娠線予防として多くのクリームが売られているため、「クリームを塗る」＝「乾燥を防げばなんとかなる」と思ってしまうのも仕方ないのかもしれません。

もし、主な原因が乾燥であるなら、妊娠線や肉割れができるとき、痛みやかゆみが伴うはずです。しかし、ほとんどの場合、「気がついたらできていた」という方が大半です。つまり、「乾燥」は肉割れ・妊娠線の主な原因ではないのです。

実は肉割れ・妊娠線は、肌の表面ではなく、もっと肌の奥深い部分で起きている問題だったのです。

真皮層の裂け目が「肉割れ・妊娠線」になる

化粧品の宣伝などで、肌の断面図を目にしたことがある方ならおわかりかと思いますが、肌は大まかに3層に分かれています。

1番上が表皮層、2番目が真皮層、そしてその下が皮下組織となります。
表皮は厚さわずか0・2㎜の薄い膜で、身体の内側を守るバリアのような役割を担っています。
その下の真皮は厚さ2㎜ほどで、肌を支える働きをしています。コラーゲンが大部分をしめ、血管や神経などもこの真皮層の中にあります。

この真皮層は表皮層よりも柔軟性がありません。

妊娠などで肌が急激に伸びると、真皮はそれに耐えきれずに裂けてしまいます。その「裂け目」が肉割れ・妊娠線なのです。

妊娠線が赤紫色に見えるのは、皮膚の下にある毛細血管が透けて見えた結果です。

ですので、肉割れ・妊娠線には真皮を再生させる治療が必要となります。

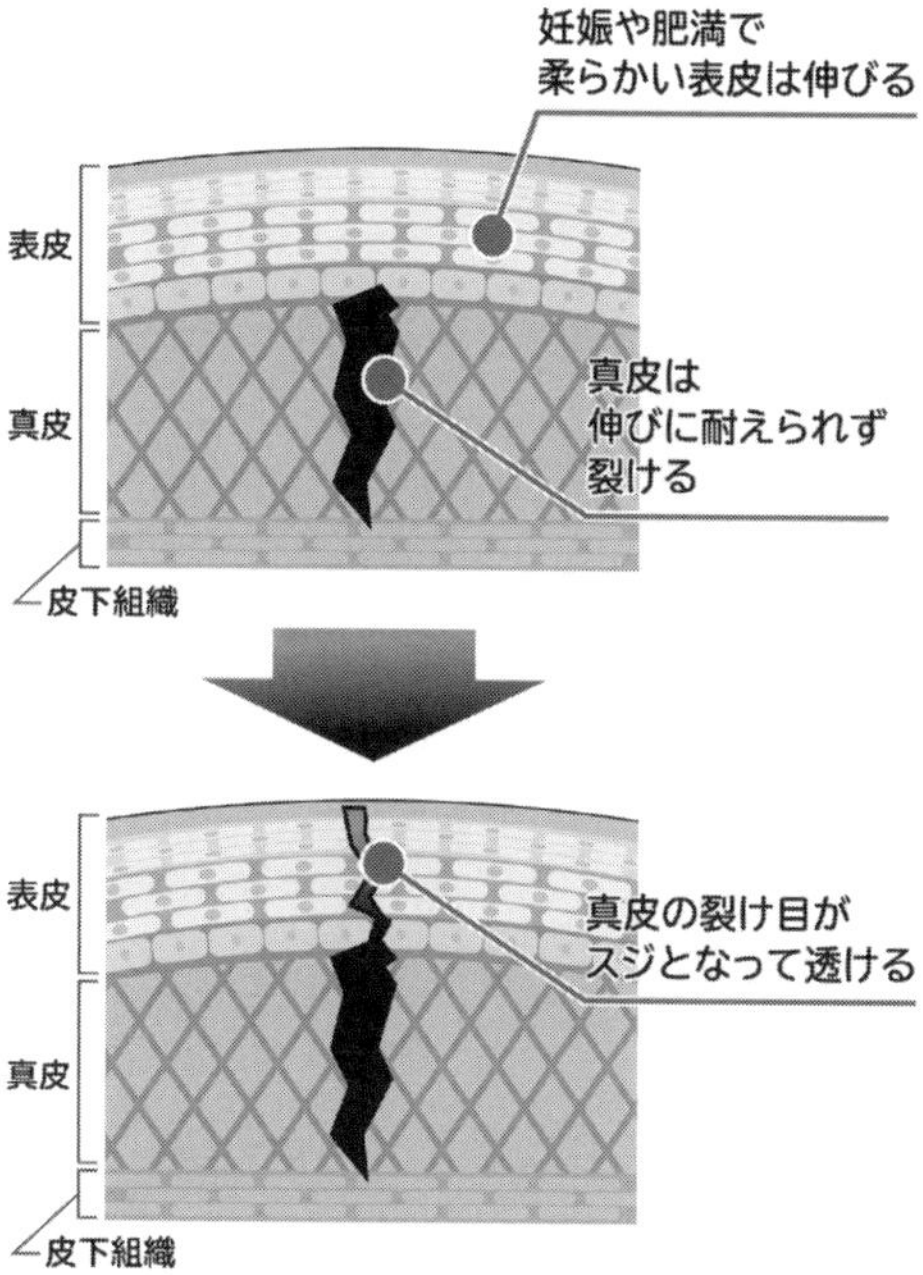

表皮のケアだけでは治すことができない

クリームやマッサージで手入れできるのは、肌の一番上の層、表皮の部分です。

どんなにクリームを塗っても、肝心の真皮層にアプローチできなければ意味はありません。

つまり肉割れ・妊娠線をなんとかしようと思うのであれば、真皮層に働きかけるケア・治療をする必要があるということです。

2 レーザー治療は高リスク低効果

レーザー治療にはデメリットが多い

美容クリニックで肉割れ・妊娠線の治療を受ける場合、レーザー治療が主流になっています。レーザー治療とは、レーザー光線を使って熱刺激や衝撃波を与えることで、肌の再生を促す治療法です。

このレーザー治療ですが、いくつかの問題点があります。

まず、熱によって組織の再生力を高めるのは非常に難しいということ。レーザーの出力コントロールが難しいため、肉割れ・妊娠線の患部だけでなく、周囲の健康な部位にもダメージを与えてしまう恐れがあります。

つまり高額なレーザー治療を受けても、まったく効果がないまま終わるという可能性も十分あり得るのです。

別のトラブルが引き起こされることも

さらにレーザーの熱刺激が強すぎ、火傷のような副作用がでる場合もあります。また、ダウンタイムがあることもレーザー治療の使いにくいところです。次の日からいつも通りにというのはなかなか難しいものです。

実際、他院でレーザー治療を受けた結果、効果がないどころか火傷跡まで残ってしまったとして来院される方もいらっしゃいます。

肉割れ・妊娠線は自費診療のため、治療費も馬鹿になりません。

安易にレーザー治療を選んだ結果、惨憺たる内容で終わってしまってもいいのでしょうか。

3　肉割れ・妊娠線治療には「血流改善ガス治療」

10年以上の実績がある治療法を日本人向けに改良

先ほども少しお話ししましたが、当院では「血流改善ガス治療」で肉割れ・妊娠線の治療を行っています。

この血流改善ガス治療とは、もともとフランスで10年以上の実績があったものを、日本人の肌質に合わせて改良した当院オリジナルの治療法です。

クリームなどとは違い、真皮に直接アプローチするので、非常に高い治療効果を得ることができます。

特筆すべき点は、この治療はわずか10分で終わり、副作用もほぼないということです。産後のデリケートな状態でも、まったく問題なくできる安心・安全な治療法なのです。

血流改善ガスによる効果

血流改善ガス治療は、血流改善ガスを真皮層に注入して行います。ガスが体内に入ると、次のような作用が起こります。

①　真皮の血流が改善
　↓皮膚の代謝がアップ
②　皮膚の再生能力が活性化
　↓コラーゲンの再生が促進される
③　真皮が再生
　↓肉割れ・妊娠線が薄くなる
④　真皮の再生が完了
　↓皮膚がきれいな状態に戻る

このような流れで、肉割れ・妊娠線が治癒していきます。今まで数多くの方がこの治療法を試し、お喜びの声をたくさんいただいています。

負担が少なく安全な治療法

血流改善ガスは、真皮に直接注入しますが、1か所から広範囲に広がるため、何度も注射する必要はありません。治療時間も10分とあっという間に終わります。

当院では極細の針を使うことで、患者様への負担を減らし「いつの間にか終わった」と感じさせる治療を心がけています。

この血流改善ガスの主成分は炭酸ガスです。薬剤ではないので、体内に入っても大きな副作用がありません。また、注入された直後から吸収されていて、体内に残ることもありません。母乳にも悪影響を与えないので、赤ちゃんが小さくても安心して受けることができます。

さらにレーザー治療のように跡が残る心配もありません。治療痕も数日で消える小さな針の跡のみです。

できてから時間がたった肉割れ・妊娠線も治療可能

一般的には時間が経てば経つほど治りにくいと言われている肉割れ・妊娠線。

この血流改善ガス治療では、10年以上前の肉割れ・妊娠線でも治療可能です。中には30年以上前の肉割れを治療した方もいらっしゃいます。

その原因である真皮層に直接、アプローチできる点が高い効果を得られる要因と私は考えています。やはり正しい治療をすることが完治への唯一無二の方法であると言えるのではないでしょうか。

〈参考〉　治療方法の比較

	一般的なクリニック	恵比寿美容クリニック
治療方法	レーザー治療。 皮膚の外側からレーザーを照射。	炭酸ガス治療。 皮膚の内側から炭酸ガスで治療。
効果	薄い妊娠線・肉割れには効果があるといわれている。	皮膚の真皮や皮下組織に直接アプローチするため、効果が非常に高い。 軽い症状だけでなく、ひどい妊娠線・肉割れにも非常に効果が高い。
ダウンタイム	1週間ほど赤みが残る。	ほとんどない。
副作用	肌が弱い人は火傷のリスクがある。	ほとんどない。

レーザー治療と炭酸ガス治療の違いをまとめてみました。一般的に行われているレーザー治療は皮膚の外側からレーザー照射するため、薄い妊娠線・肉割れには効果があると言われています。一方で炭酸ガス治療は皮膚の内側である真皮層へガスを注入します。妊娠線・肉割れの原因となる部位へ直接アプローチすることで高い治療効果を見込むことができます。

また施術してから肌が回復するまでの期間であるダウンタイムについて、レーザーの場合は皮膚の外側からレーザーを照射する治療ですので、1週間ほど肌に赤みが残る人が多いようです。肌が弱い人の場合ですと火傷となってしまうリスクもあり、肌の悩みを解消したいのに別の問題を抱えてしまうこともあります。

対して、極細の針を使って皮膚の内側に施術する炭酸ガス治療は肌へのダメージがほとんどないため、ダウンタイムや副作用の心配はほぼないといえるのではないでしょうか。

第4章　妊娠線はどうしてできる?

1　原因は急激な体型変化

赤い線と白い線の違い

肉割れ・妊娠線は真皮層で起こった断裂です。その裂け目から皮下組織が見える状態になったものを「肉割れ・妊娠線」と呼んでいます。赤い物と白い物がありますが、どちらも同じ物です。できたばかりのときは、皮下組織の毛細血管の色が透けて見えるため赤紫に見えるのです。時間が経つと、ひび割れの部分に新しい細胞がつくられ、ひび割れを修復していきます。

しかし上手く修復できないと、肉割れ・妊娠線部分とその他の皮膚の色に差ができてしまいます。これが白い妊娠線です。

「妊娠線」と呼ばれる理由

実は肉割れも妊娠線も、どちらも同じ「線状皮膚萎縮症」という皮膚の病気です。その中で妊娠中にできるものを特に「妊娠線」と呼んでいます。それは妊婦さんが特にできやすい状態になっているからです。

妊婦さんが妊娠線をつくりやすい理由の1つが体型の変化です。妊娠とは、受精卵から新生児の状態になるまで体内で赤ちゃんを育み育てることです。

子宮内に着床したときの受精卵の大きさはわずか１㎜ほど。重さも１gぐらいしかありません。それが約９か月かけて身長約50㎝、体重約３㎏の赤ちゃんになるまで成長します。重さにして約３０００倍です。それだけ赤ちゃんが大きくなるということは、当然のことながら母体も大きく変化します。

妊娠すると出産までに、お腹周りのサイズは平均して18㎝ほど、お尻周りも５㎝ほど、バストも１〜２カップほどボリュームがアップします。これだけの体型変化が短期間に起こります。これほどまでに大きく体型が変化することは、妊娠以外になかなかありません。

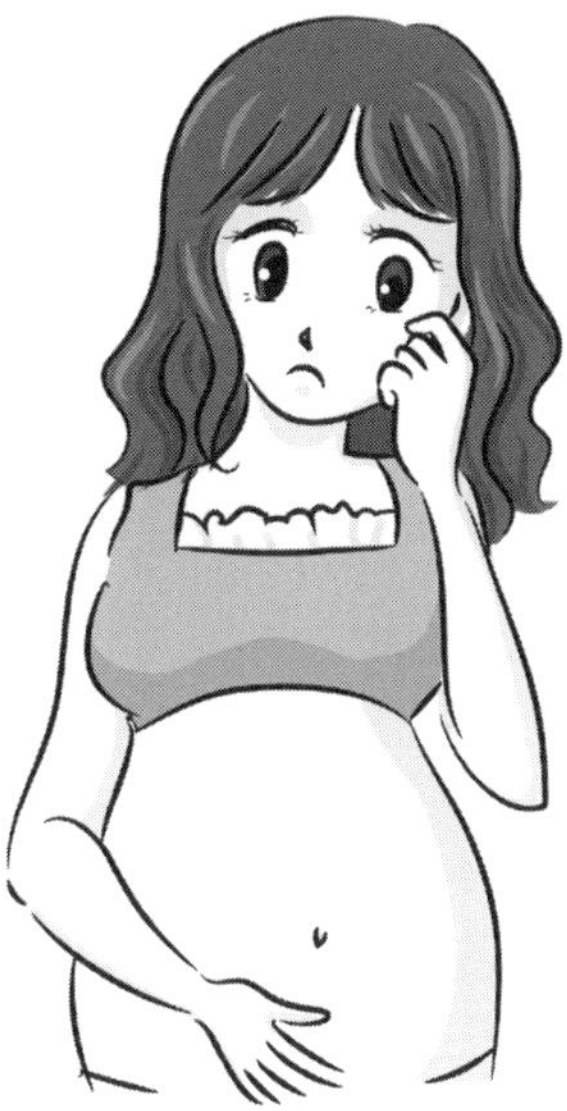

この体型変化に伸縮性のある表皮は対応できますが、表皮層の下にある真皮層は表皮に比べると伸縮性はありません。その結果、急激な体型変化に耐えきれずに裂けてしまいます。この裂けることによってできた真皮層の傷跡が「肉割れ・妊娠線」です。

スイカのようにあちこちスジが入った妊娠線は、真皮層がビリビリに破けた状態であったのです。つまり妊娠線は、急激な体型変化に耐えきれずに皮膚が悲鳴を上げた状態であると言えます。

妊娠線の原因は体型変化だけではない

それに加えて妊娠中は、ホルモンのバランスが変わる関係で肌がより「悲鳴を上げやすい」状態になっています。

妊娠中はグルココルチコイドというホルモンの分泌が増加します。このホルモンには肌のリズムを乱し、コラーゲンの生成を抑える働きがあります。コラーゲンが少なくなった肌は、弾力性を失い脆くなってしまいます。

その結果、妊娠中の肌はトラブルが起こりやすくなり、いつも以上に皮膚組織の断裂が起こりやすくなります。

妊娠線は妊娠に伴う急激な体型変化と、ホルモンバランスの変化でトラブルを起こしやすい肌が原因でつくられてしまうのです。

妊娠して出産するまでの間、体型変化はどうしても避けられない物です。そしてホルモンのバランスが変わるのも身体の摂理であり、防ぎようもないものです。

しかし、正しい知識と予防法を知っていれば、恐れることはありません！　妊娠線は防ぐことが可能です。

2　妊娠線ができやすい時期

妊娠線はいつからできる？

妊娠線は、急激な体型変化に皮膚が耐えきれずにできるものです。ではいつぐらいから妊娠線はできるのでしょうか？

お腹の膨らみが目立つようになるのは個人差がありますが、だいたい妊娠中期・５か月めを過ぎたぐらいから。早い人はこの頃から妊娠線ができるようになります。

しかし多くの妊婦さんは、もっと週数が進んでからできるようです。

それには、お腹の大きくなるペースが関係しています。

お腹は胎児の成長に合わせて大きくなる

妊娠５か月に入った頃の胎児の大きさは約２５０ｇ。そこから妊娠８か月頃までは１か月で４００〜５００ｇぐらいのペースで大きくなってきます。

そして８か月の時点で胎児は１５００ｇほどの大きさになります。

そこから臨月までの間に、胎児は３０００ｇぐらいまで成長します。約３か月で倍の大きさになるのです。

この時期、胎児の成長とともに妊婦さんのお腹も目に見えてどんどん大きくなっていきます。お腹が急激に大きくなるのに合わせて、妊娠線の発生数もぐっと上がります。中期ぐらいまでの様子で自分は妊娠線ができないものだと思っていたら、後期に入った途端にできてしまってがっかりしたと言う人も多くいらっしゃいます。

お腹が大きくなる前に妊娠線ができることも

いつから妊娠線ができるかは個人差がありますが一般的には、お腹が大きくなるにつれてできるリスクは高くなり、特に急激に大きくなる妊娠後期になると発生率は更に上がることになります。

しかしごくまれに、お腹の大きさがほとんど変わっていない妊娠初期にできてしまう人もいます。そういう人は、もともとの肌のコンディションが悪かったということが考えられます。肌が脆くなっているせいで、ちょっとした変化でも皮膚が耐えきれなかったわけです。

妊娠線の予防は早いほうがよいとは言いますが、乾燥肌など、もともと肌の柔軟性がない方など、妊娠線ができやすい肌質の方は、妊活中の時期からケアを心がけることで、妊娠線ができるリスクを減らすことができます。

また、妊娠線と言えば腹部にできるイメージがあると思いますが、妊娠中にサイズアップするのは腹部だけではありません。

産後の授乳に備えて大きくなる胸の部分や二の腕、出産に向けて肉が付きやすくなってくる腰周り――お尻や太ももなどにもできます。

さらに、この部分は見づらい部分もあり、できてもすぐに気づかないことがあります。お腹ばかりに気を取られず、全身のチェックとケアをする必要があります。

3　妊娠すると必ず妊娠線はできるのか

妊娠線は誰にでもできる可能性がある

妊娠線は、妊娠という体型の変化に皮膚が耐えきれずにできるものです。そしてだいたい８割の妊婦さんにできると言われています。

つまり、２割の妊婦さんは肉割れをつくらずに出産できているということです。

しかし、本当にそうでしょうか。

自分に妊娠線はできていないと思っていても、実は気づかないところにできていた……という可能性もあります。

お尻や太もも、二の腕など、脂肪がつきやすい部位にも、妊娠線はできる可能性があります。また妊娠中は、胸のサイズがだいたい１～２カップほど大きくなるので、胸にも妊娠線ができることがあります。

これらの部位にできる妊娠線は、自分ではなかなか気づきにくいところにできるという特徴もあります。

特に乳房の脇や下部などは、意識してチェックしない限りほとんど気づくことはありません。

つまり産後かなり経ってから、例えば水着を来たときに初めて気づくという、恐ろしいことも十分にあり得ます。

妊娠線ができやすいタイプ

特に妊娠線ができやすい方は注意が必要です。妊娠線ができやすい方には、次のような特徴があります。

まず小柄で細身の方（小型体型妊婦）、脂肪が少ないために皮膚に柔軟性がなく、また小柄ゆえに皮膚の表面積も少ないので、皮膚が伸びる際に真皮が受けるダメージが、他の妊婦さんよりも高くなります。

また乾燥肌の方は、肌の柔軟性が乏しくなるため、妊娠線ができやすくなります。

このほか出産経験のある方（経産婦）、35歳以上で初産（高齢出産）となる方は、妊娠線ができやすい傾向にあります。

また、双子など多胎の人は、お腹にいる赤ちゃんの数が多い分、普通の妊婦さんよりお腹が大きくなるので、当然のことながら妊娠線ができやすくなります。

妊娠線ができにくいタイプ

では、妊娠線ができにくい方の特徴はどんなものが挙げられるでしょうか。

例えば、俗に「奥腹」「底腹」と言われる〝お腹が大きくなりにくい〟体質の人がいます。この体質の人は、当然のことながら腹部の妊娠線はできにくくなります。

ただし、腹部が大きくならなくとも胸や腰周りに肉が付くのは他の妊婦さんと同じです。この体質だからと油断していると、気づかない間に胸やお尻、太ももに妊娠線ができてしまうことがあります。

妊娠線のできやすさは肌質によっても違う

また妊娠線のできやすさは、肌質が大きく関係しています。

弾力性のない肌は、変化に耐えきれずに妊娠線ができやすくなります。逆に柔軟性の高い、柔らかく弾力に富んだ肌質の場合、皮膚が大きく伸びることができるので、お腹が大きくなっても妊娠線ができにくくなります。

妊娠線ができにくい肌へ

体質や肌質は、生まれ持った性質なのでどうすることもできませんが、妊娠線ができにくい肌に変えていくことは、すべての人にできます。

柔らかく弾力性のある肌になるようにケアすることが、何より妊娠線予防につながります。

妊娠中は、ホルモンのバランスの関係で、肌の状態が妊娠前に比べ大きく変わっています。乾燥しやすく、弾力を失いがちになり、いろいろな肌トラブルを起こしやすくなっています。つまり、誰しも妊娠線ができやすい状態になっています。

妊娠すると妊娠線ができるのは当たり前だからとあきらめてはいけません。妊娠線は予防ケアすることで、できるリスクを減らすことができます。妊娠線をつくらないで出産できる可能性を、2割からもっと上にあげることができるのです。

妊娠線を予防するには、正しい知識と正しいやり方が重要になってきます。

そこで、妊娠線をつくらないためにどうしたらよいのか、正しい対策法を伝授いたします。

4　4つの「正しい対策法」で妊娠線を予防する

妊娠線のできやすい肌の特徴

妊娠線のできやすい皮膚には、次のような特徴があります。

Ｉ　皮下脂肪が厚い皮膚

皮下脂肪は真皮層の下にあります。脂肪というと、ぷよぷよで弾力性に富んだイメージがあるかもしれません。

しかし実際の皮下脂肪は弾力性に欠けています。そのため引っ張られると真皮層を引きずって、その結果真皮の断裂を引き起こします。

Ⅱ　乾燥肌

乾燥すると、肌の弾力が失われ妊娠線をつくりやすくなります。また乾燥した状態の肌は妊娠線を目立たせるため、見た目でも〝酷い〟状態をつくることになります。

妊娠中は「妊娠線ができやすい」肌になっている

つまりⅠとⅡの状態にならないようにすれば、妊娠線はできにくくなると言えます。しかし妊婦さんにとって、そうならないようにすることは簡単ではありません。

まず皮下脂肪。妊娠中は、出産や産後の子育てに備えて脂肪が付きやすくなっています。出産や育児はそれくらい大変なことではあるのですが、美容の観点でいうと要注意な状態でもあります。

また妊娠中はホルモンバランスが変化するので、普段とは違う肌トラブルが起こりやすくなります。

女性ホルモンであるエストロゲンやプロゲステロンが多く分泌されるので、肌のハリツヤはよくなるのですが、肌のターンオーバーサイクルが乱れてしまうため、肌のバリア機能が低下し、ちょっとした刺激に過敏になってしまったり、乾燥しやすくなります。また皮脂の分泌が促進されるため、ニキビができやすくなります。

加えて、妊娠中はお腹の中の胎児に多く水分が供給されるので、その分、自身の肌に供給される水分が減ってしまいます。

つまり妊娠中の女性の身体はⅠとⅡになってしまっているのです。

妊娠線のできにくい肌にする4つの方法

妊娠線を防ぐためには、ⅠとⅡの状態を少しでも改善していく必要があります。それには4つの方法が効果的です。

その4つとは、

① 急激な変化を減らす
② 血行をよくする
③ お肌の柔らかさを保つ
④ お肌の健康を保つ

これら4つは、妊娠線予防はもちろん、安産にも赤ちゃんの健康にもよい影響を与えます。一石二鳥どころか、三鳥にも四鳥にもなる対策法です。

では、これから妊娠中のデリケートな身体にも簡単にできる方法を①から順番にご紹介していきますので、ぜひ実践してみてください。

第5章　正しい妊娠線対策①　急激な体型変化を減らす

1　まずは体重管理

妊娠線予防は体重管理から

妊娠線を防ぐためにまずやって欲しいことは、妊娠全期間を通して、体重管理をしっかりすることです。

肉割れ・妊娠線は、真皮が急激に伸びることで起こります。そして体型の変化に合わせて、表皮は伸びます。妊娠中に急激に体型が変化すると、表皮もそれに合わせて急激に伸びます。その結果、妊娠線ができやすくなるというわけです。

つまり、妊娠線ができるリスクを減らすためには、急激な体型変化を防ぐこと。そのためには体重を管理することが一番なのです。

妊娠中は体重が自然と増えていく

妊娠すると、週数が進むにつれて自然と体重が増えていきます。

増えた分の体重は、胎児の体重や羊水など、胎児とその成長に関わる物だけでなく妊婦さんの身体に付いた脂肪も含まれています。

妊娠中の女性の身体は、妊娠前に比べて脂肪が付きやすくなっています。それは出産時や産後に備えてエネルギーを貯める必要があるからです。

胎児と羊水、胎盤に加え「母体必須体重増加分」と言われる赤ちゃんのために増えた体液や大きくなった子宮などの重さを合わせるとだいたい7キロ前後になります。それ以上増えた分は、「脂肪」なのです。

必要以上に体重が増えていく要因

そして妊娠中、身体が脂肪を蓄えやすくしている以外にも、体重が増加しやすい理由が他にもあります。

例えば、悪阻の一種で、何かしら食べてないと気持ち悪くなってしまう「食べ悪阻」というものがあります。この状態になってしまった場合、気づかぬうちに摂取カロリーが増えてしまうので、気づかない間にどんどん体重が増えてしまいます。

眠り悪阻と呼ばれる状態になった場合も、体重増になる可能性があります。

眠くてひたすら1日寝ていると、当然消費するカロリーは減っていきます。眠り悪阻は食欲が落ちないことがあるので、その結果、摂取カロリー過多となって体重が増えてしまうのです。眠り悪阻の以外でも、大きなお腹で身体が動かしにくくなったり、貧血などで必要以上に安静にしている場合でも、摂取カロリー過多の状態が起こりえます。

また妊娠すると身体がむくみやすくなり、これも体重増加の原因になります。いわゆる「水太り」

の状態です。このように、妊娠中は体重が増える要因が数限りなくあるのです。

体重が増えすぎたときのリスクとは

体重が増えすぎると、妊娠中毒症や妊娠糖尿病など深刻な病気のリスクも増えます。また腰痛になったり難産になるリスクもあります。さらに巨大児など胎児への影響も出てくる可能性がありま す。

以前は「妊婦は2人分食べろ」など、とにかく食べて栄養を付けるように言われていた時代もありましたが、今の時代〝栄養を付けすぎる〟と妊婦にも胎児にも危険を及ぼしてしまうのです。

妊婦にとって体重管理はとても大切なこと

体重管理を行うことは、妊娠線を防ぐことのみならず、健やかな妊娠・出産のためにも必要なことです。同時に、女性として気になる美容面でも体重管理は大切な意味を持っています。

妊娠中に体重が増えすぎると、妊娠線ができやすいだけでなく、産後の体型の戻りにも影響が出てきます。不必要な体重増加は妊娠線という肌へのダメージだけでなく、体形の崩れという点でも体にダメージを与えるのです。

それを防ぐためには、妊娠中は適正体重をキープし、体重増による急激な体型変化を防ぐことしかありません。そのために必要なのが体重管理なのです。

2　必要な栄養素を取り、余分なカロリーは取らない

まずは食事を管理することから

体重管理は、何よりまず食事を管理することから始まります。

しかし、ただ単純に摂取カロリーを減らせばいいというものではありません。妊娠中は身体の中で胎児を育てるという大切な役割があります。胎児の身体をつくり、健やかに育むためには、必要な栄養をしっかりと取る必要があります。

同時に妊娠したからと言って、大幅にカロリーが必要になることもありません。

妊娠時に必要となるカロリーは、妊娠初期（16週まで）が＋50キロカロリー、中期（16～28週まで）が＋２５０キロカロリー、後期（28週以降）でやっと＋５００キロカロリーです。妊娠中期でお茶碗１杯のご飯、後期で２杯分のカロリーが増えるだけです。「２人分」食べる必要など全くないのです。

必要な栄養素はしっかり取る

一方で、胎児の成長のため、妊娠中は積極的に取るべき栄養素があります。こちらはそれこそ「２人分」ぐらい意識しないと不足しがちになる可能性もあります。

妊娠中は良質なタンパク質と脂質が必要となってきます。特に脂質はオメガ3脂肪酸と呼ばれ、青魚に多く含まれるＤＨＡやＥＰＡが胎児の脳の発育に重要な役割を果たすために、しっかり取る必要があります。

また妊娠初期は神経管閉鎖障害という胎児の障害を防止するため、葉酸（水溶性ビタミンＢ群）を積極的に摂取することを推奨されています。

カルシウムや各種ビタミン、鉄分も妊娠前よりもずっと必要となる栄養素です。

妊娠中控えたほうがよい物は

必要な栄養素がある一方で、控えたほうがよい物もあります。その代表は塩分です。塩分を過剰に摂取すると、むくみが出やすくなったり、妊娠高血圧を発症する危険があります。

また、マグロやメカジキなど水銀が含まれる魚類は、厚生労働省で摂取基準が決まっており、その基準値を超えて摂取しないようにする必要があります。

妊娠中の食生活は量より質

妊娠中は、塩分とカロリーを控えめにし、タンパク質、ビタミン、ミネラル類をしっかり取るように心がける必要があります。つまり、量より質の食事にすることです。質のよい食事をすることは、そのまま体重管理にもつながります。

しかし、カロリーを抑えるためにと、手っ取り早く糖質を制限するのは間違いです。なぜなら主食と言われる炭水化物も大切な栄養素の1つだからです。

最近の研究では、妊娠中に糖質制限を行うと子どもの体脂肪量が増えるということがわかってきました。つまり、自分が太りたくないからと糖質を制限すると、逆に子どもの肥満リスクが高くなってしまうのです。

バランスの取れた食事にするコツ

妊娠線をつくりたくない、産後体型を崩したくないという気持ち、女性なら持って当然のものです。しかし、だからといって安易に糖質制限などをしないようにしましょう。妊娠期間中は、とにかくバランスの取れた食事にすることが重要なのです。

バランスが取れた食事にするコツは、「主食」「副菜」「主菜」「牛乳・乳製品」「果物」を、毎食、適量分組み合わせることです。バランスが難しいと感じたら、先に挙げた各項目を毎食必ずそろえるようにし、1日合計30品目を食べるようにすると、自然とバランスの取れた食事ができるようになります。

毎回栄養バランスが取れた食事を用意するのは、確かに大変です。身体が思うように行かない妊娠中だと、食事の用意自体が大変なときがあります。

そういうときは1日トータルで栄養バランスが取れているようにしましょう。そうすれば1食ぐらいなら手を抜いても大丈夫になります。

バランスが取れた食事は、妊娠線の防止だけでなく安心な妊娠・出産に、そして胎児の健やかな発育につながって行きます。

そしてここで食事を見直すと、出産後の離乳食づくりにも生きてきます。大変だ、面倒くさいとマイナスに考えるのではなく、大変な分、その見返りも大きいものです。プラスに考えて、バランスの取れた食生活を送るようにしましょう。

3　運動は妊娠線予防にも効果的

妊娠線予防には運動も大切

急激な体型変化を防ぐためには適度な運動も必要になってきます。運動をすることで、まずカロリーを消費することができます。そして筋肉が付くことで基礎代謝も上がり、普段の生活の中でもカロリーを消費しやすくなります。また血行もよくなり、むくみなど妊娠中に起こりがちなマイナートラブルの予防・改善にもつながります。

妊娠中の運動はいつから大丈夫？

特に問題がなければ、運動は妊娠初期から行うことができます。

安定期に入る前の妊娠初期に運動をすると、お腹の赤ちゃんが大丈夫なのかと心配になる方もいると思います。しかし、妊娠初期に起こる流産の原因は胎児の染色体異常によるものがほとんどで、運動が原因の流産はまずありません。

無理して安静にするよりも、適度に身体を動かした方が、気分転換にもなり悪阻などの改善にもなります。

ただし、切迫流産など医師から安静の指示が出ていたり、多胎児妊娠や持病があるなど、状態によっては運動を控えなければいけないケースもあります。運動を始める前には必ず医師に相談し、自分に適した運動はどんなものか必ず確認するようにしましょう。

妊娠中に適した運動時間

特に問題がなく運動の許可が出た場合は、医師の指示に従って身体を動かすようにしましょう。妊娠中に適した運動時間は1日60分以内と言われています。この運動時間はあくまで目安であり、妊娠前に普段どれくらい運動していたかで変わってきます。普段まったく運動していなかった人がいきなり60分運動するのは当然無理があります。最初は15分前後から、体調と相談しつつ少しずつ時間を延ばしていくようにするといいでしょう。

あくまでも体調を優先に。お腹の張りを感じるなど、少しでも異変を感じたら中断して休むことも大切です。

4　妊娠中におすすめのスポーツは

妊娠中のおすすめはウォーキング

妊娠中は、激しい運動ではなく、少し汗ばむ程度の運動が適しています。中でもおすすめな運動はウォーキングです。

ウォーキングなら、道具もほとんど用意せずに始めることができ、なおかつ自分の都合が付く範囲でできるので、無理なく身体を動かすことができるからです。

ウォーキングを行うときのポイントは、ただ歩くのではなくいつもより少し速度を上げて歩くこと。そして背筋を伸ばして歩くことを心がけます。それからウォーキングを始める前と終わった後にはストレッチを必ず行うことを忘れないようにしましょう。

始まる前のストレッチ

ウォーキングを始める前のストレッチは、次のような手順で行います。

①　つま先から頭にかけて、背筋をグッと伸ばす。

②　腕を後ろに組んで伸ばし、肩甲骨を中心に腕と背中をほぐす。

③　腰を回してほぐす。

〔図表１　ストレッチ①〕

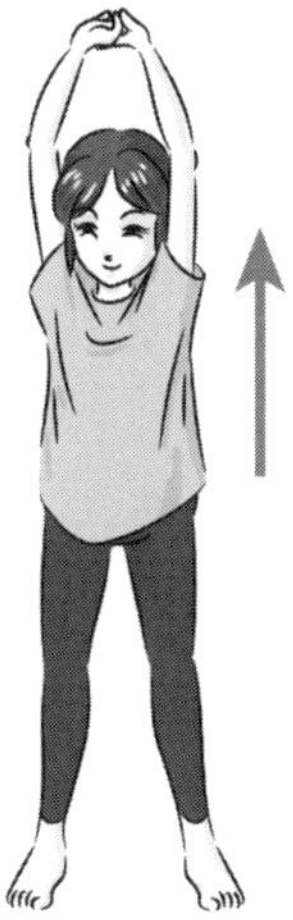

〔図表２　ストレッチ②〕

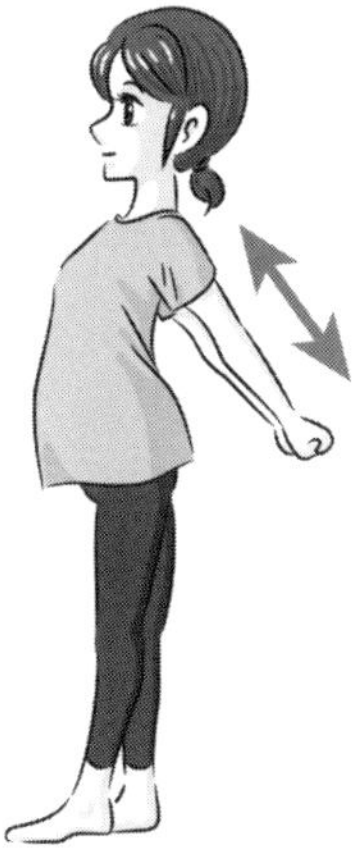

〔図表３　ストレッチ③〕

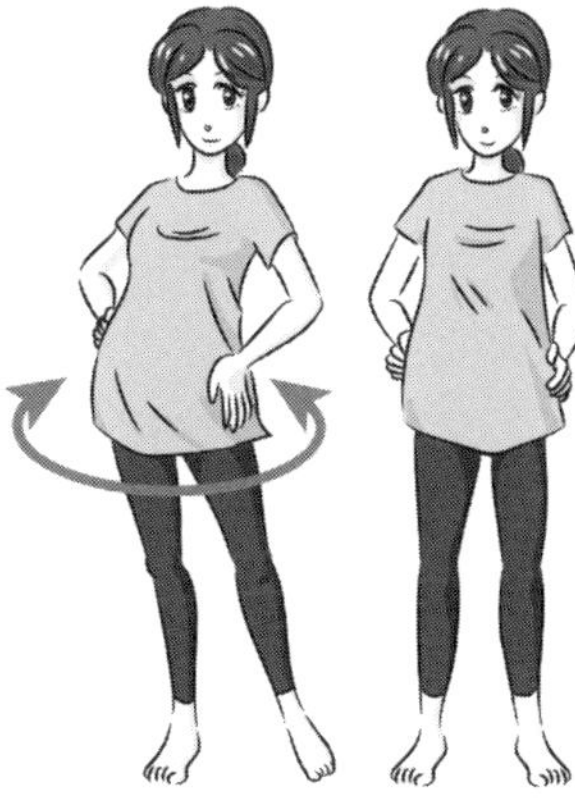

〔図表４　ストレッチ④〕

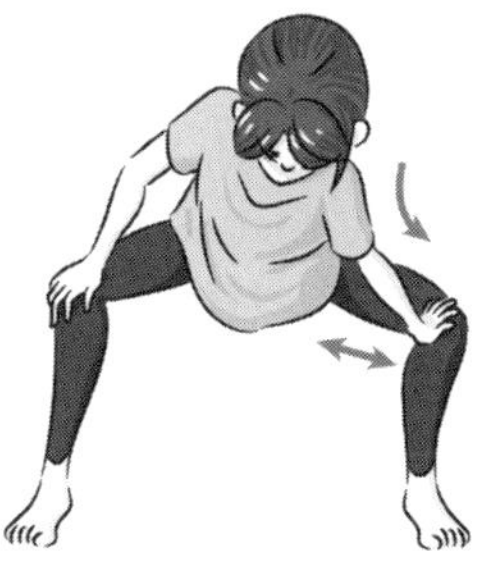

〔図表５　ストレッチ⑤〕

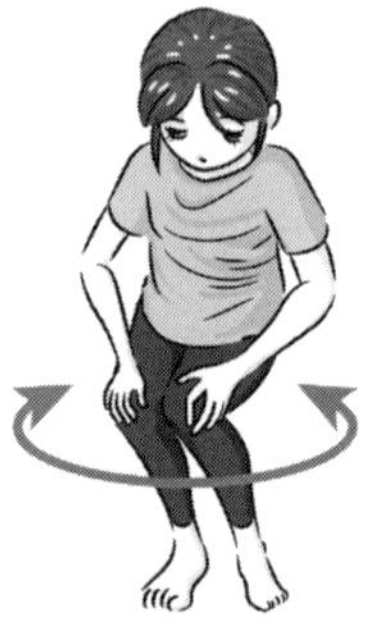

〔図表６　ストレッチ⑥〕

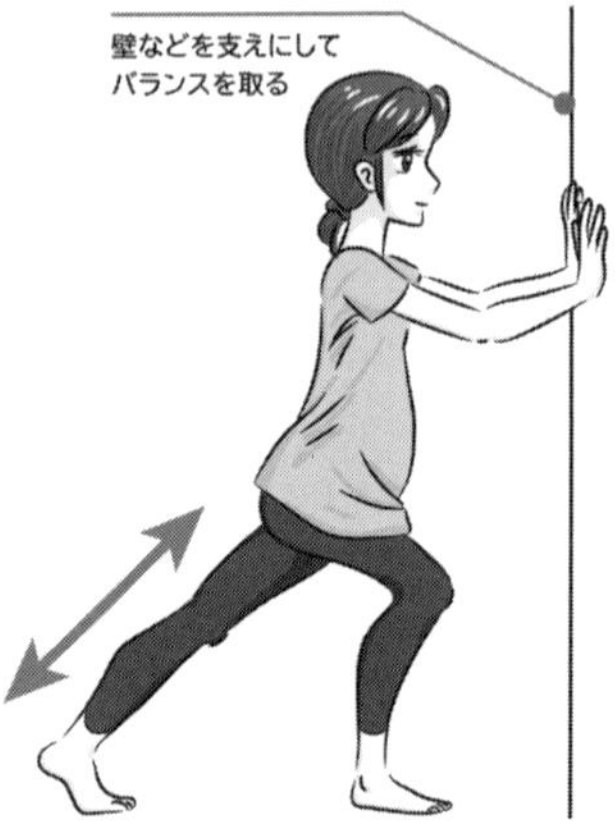

④　太ももを伸ばす。
⑤　膝を回す。
⑥　ふくらはぎを伸ばす。

筋肉をほぐすことが目的なので、時間をかけてやる必要はありません。

自分が気持ちいいと感じる程度、長くても５ぐらいで十分です。

終わった後もストレッチを忘れずに

次に終わった後のストレッチです。今度は使った筋肉のこわばりを取るのが目的でストレッチを行います。

内容は、ウォーミングアップで行ったストレッチと同じで問題ありません。始める前と違い、今度は疲れを感じる部分を中心に行うようにします。

こちらも５分ほど行えば十分です。

マタニティーヨガとスイミングもおすすめ

他に妊娠中におすすめな運動は、ヨガとスイミングです。

中でもマタニティーヨガは、ヨガの呼吸法とリラックス法がお産にも役立ちます。

さらに産婦人科で行っていることも多く、情報交換や心配事を相談できる場にすることができます。心身両面からストレスを解消することもできるので、かかりつけの産婦人科がマタニティーヨガを行っていれば、積極的に参加してみましょう。

自宅で行うと、無理なポーズをして腰を痛めたり、お腹に負担をかけるおそれがあります。また、ヨガの心得がないと呼吸法など、基本的なことがわからないので、できる限りマタニティーヨガをやっている教室に行くことをおすすめします。

もちろん、妊娠前からヨガをやっていた人はその限りではありません。しかしできる限りインストラクターから、自分のレベルと体調にあったポーズは何か、アドバイスをもらうことをおすすめします。

スイミングをするときの注意点

マタニティースイミングも無理なく全身運動ができる運動です。マタニティースイミング教室ではなく、スポーツクラブなどのプールで泳ぐときは、次の点に注意してください。
①　冷たい水は身体を冷やしお腹の張りを引き起こすことがあるので、必ず温水プールで泳ぐこと。

かといって温泉を使ったような熱すぎる水温になると、のぼせたりしてしまうので注意が必要です。

② 妊婦用水着を着用すること。水着は伸びるからと、無理して妊娠前の水着を着ていると、血行が悪くなってしまいます。

③ 必ず医師の許可を取ること。

全身運動のため、運動効果が高い一方で、身体への負担も大きくなります。必ず医師から許可をもらい、身体に問題がない状態で泳ぐようにしましょう。

マタニティースイミングも、ヨガ同様、妊娠中の身体にかかる負担が大きい運動です。万が一のことを考えると、できるだけマタニティースイミングの教室で、専門家による適切な指導を受けながら行うことをおすすめします。

5 マタニティーベルト（妊婦帯）で身体の負担を減らす

マタニティベルトと腹帯

古くからの風習の1つに、妊娠5か月目の戌の日に、腹帯を締めて安産を祈願する「帯祝い」というものがあります。

この帯祝いに使われる腹帯とマタニティーベルト（妊婦帯）、同じようなものと思っている方もいるかと思いますが、この2つの役割は違います。

腹帯はさらしでできており、お腹に巻くことで保護や保温を行います。マタニティーベルトは素材や形はさまざまですが、妊娠で緩んだ骨盤を支え、腰への負担を軽減させる役割があります。

妊娠すると骨盤が緩む

妊娠すると、胎児の成長に伴って骨盤が徐々に緩んでいきます。そして骨盤の緩みは、腰痛や恥骨の痛み、姿勢の歪みなどにつながります。

姿勢が歪むと、大きくなったお腹を支えにくくなるので、自然と運動量が落ちて太りやすくなります。また下半身の血流も悪くなるため代謝も悪くなり、これも太りやすくなる一因となります。

骨盤が緩むことで、太りやすくなると当時に、腰周りに肉が付きやすくなります。その結果、太ももやお尻などに妊娠線ができやすい状態になります。

さらに骨盤の緩みは、産後すぐに戻ることがないため、体形の崩れや腰痛、さらに頭痛や肩こりなども引き起こします。マタニティーベルトは、それを防止する役割があるのです。そのためベルトタイプのマタニティーベルトは、妊娠中から産後までの長い間使えるようになっています。

産前産後の身体に対する負担を減らし、妊娠線をできにくい身体にするためにも、マタニティーベルトはできるだけ着用したほうがよいでしょう。

もちろん、状態によっては医師から禁止される場合もあるので体調に応じてとなりますので注意してください。

マタニティーベルトを選ぶポイント

マタニティーベルトを選ぶポイントは、第一に身体に合っているかどうかです。大きすぎても小さすぎてもちゃんとした効果を得ることができません。選ぶときの目安は、妊娠前のサイズがSなら妊婦用のSを、Mだったら妊婦用のMというように、妊娠前のサイズを参考にするとよいでしょう。

マタニティーベルトには巻き付けるベルトタイプやガードルタイプ、腹巻きタイプなどがあります。ベルトタイプは産後も使い続けられるので1本は持っていたほうがよいでしょう。

昼間はベルトタイプを使い、夜は腹巻きタイプを使うなど、時間によって使い分けたり、洗い替えを用意するなど、2~3本は用意したほうがいいでしょう。

素材などもいろいろあるので、自分にとって付け心地のよい物を選ぶことが大切です。

6　無理のない範囲でやることが大切

やり過ぎは禁物

妊娠線を防ぐには、急激な体型変化を起こさないことが大切だとお話しました。それにはます体重を管理することです。そしてこのためには、食事の管理と適度な運動が必要になってきます。

しかし、妊娠線をつくりたくない一心で無理な食生活や、過度な運動に走らないように気を付けてください。無理をし続けると、胎児に悪影響を及ぼす可能性があるからです。

〝痩せすぎ〟もリスクが高くなる

近年、妊娠したら体重管理を行うことが一般的になってきており、体重を増やすリスクがクローズアップされている中で、妊婦の痩せすぎによる問題も浮上してきました。

妊娠中、適切に体重が増えない場合、胎児にさまざま影響が出てきます。まず胎児に十分な栄養が行かないために、低体重児となるだけでなく流産や早産のリスクも高まります。

そして、十分な栄養が得られないまま出生した赤ちゃんは、成人後に糖尿病や高血圧などの生活習慣病にかかるリスクも高くなることがわかってきました。母親が外見を気にし、妊娠中に過度なダイエットを行った結果、お腹の赤ちゃんに将来にわたっての悪影響を及ぼしてしまうのです。

それを防止するためには、適正体重の範囲で体重を増やす必要があります。

妊娠中の適正体重は

妊娠中の適正体重はその人のＢＭＩ指数によって変わってきます。ＢＭＩとは日本肥満学会の判定基準で、体重（kg）を身長（m）の二乗で割ってだすものです。

例えば、身長150㎝で体重が45㎏だった場合

45÷（1・5×1・5）＝20

BMI指数は20になります。

妊娠中期から後期にかけて、体重は1週間で0・3〜0・5㎏の増加することが望ましいとされています。

そして、妊娠全期間を通して、痩せ型（BMI18・5未満）が9〜12㎏、普通（BMI18・5〜25・0以上）が7〜12㎏の範囲内で増加することが望ましいと言われています。体重管理はこの範囲で行うように心がけましょう。

※BMI25・0以上の肥満型は各個人の肥満度によって変わってきます。おおむね5㎏ぐらいとされることが多いのですが、どの程度の増加量が望ましいかは医師の指示によります。

医師の指示に従うことも大切

また、妊娠はすべての人が同じ経過をたどるわけではありません。健康な人でもちょっとしたきっかけで高リスクの妊婦にもなり得ます。医師から安静を指示されたら、無理な運動をせずそれに従うことも大切です。運動を禁止されたら、食事をメインに体重管理を行うようにしましょう。

妊娠線をつくらないことも大事ですが、何より大切なのは胎児と母体の健康です。健やかな妊娠・出産のために無理のない範囲で体重管理を行うようにしましょう。

第6章　正しい妊娠線対策②　血行をよくする

1　血行がよくなると肌の再生力が上がる

妊娠線予防には血行も大切

妊娠線の防止には、体重管理とともに血行をよくすることも大切です。

血行――つまり血の流れをよくするということには、どんな意義があるかご存知でしょうか？

血液には酸素や栄養を運び、不要な老廃物や二酸化炭素を回収する役割があります。

もし血の流れが悪いと、細胞は酸欠や栄養不足になり、不要な老廃物に囲まれた状態になります。

肉割れ・妊娠線は、真皮層が裂けてしまうことで起こります。しかし、些細な断裂であれば、線維芽細胞から生み出されるコラーゲンなどの真皮成分によって補修されます。

しかし、血行が悪い状態であると、材料を生み出すエネルギーも不足している中で補修を行うため、不完全な修復となります。その結果、亀裂部分が傷となって肉割れ・妊娠線ができてしまうのです。

血行がよい状態であれば、十分な栄養と酸素の中、線維芽細胞はコラーゲンを生成し、亀裂を補修していくことができます。

つまり、血行をよくするということは、真皮層の再生力を上げることにつながるということとなります。

血行をよくすることは赤ちゃんのためにもなる

そして血行をよくするということは、肌だけでなくお腹の赤ちゃんにとっても望ましい状態です。

赤ちゃんは胎盤を通して、母体から栄養をもらっています。

そしてその胎盤に栄養を運んでいるのは血液です。血行がよいということは、その胎盤に多くの血液を集めることができるということになります。

つまり、血行がよい状態だと、赤ちゃんへ酸素と栄養がしっかり行き渡りますが、血行が悪いと酸素と栄養が足りなくなり、発育不良や切迫流産・早産を引き起こす可能性が出てきてしまうということです。

妊娠中、血行をよくすることは、妊娠線防止だけでなく胎児の発育にも非常に重要となります。

しかし、妊娠中においては切迫流産や切迫早産などの可能性がある場合、絶対安静を言い渡され、運動ができなくなることがあります。状態によっては安全を図るため、数か月も寝たきり状態になるケースも珍しくありません。

そのような場合でも、血行をよくするためにできることがあります。安静を言い渡され、思うように対策法ができないと思っている方がいらっしゃったら、まず血行をよくすることから始めてみてはいかがでしょうか。

2　血行をよくするために気を付けることは

まずは冷やさないこと

妊娠中、血行をよくするために注意して欲しいことがいくつかあります。

まずなんと言っても「冷えない」ように気を付けることです。

冷えると、身体の中心部から熱を逃がさないために、四肢や皮膚表面にある血管が収縮します。血管が細くなるので当然、血の流れも悪くなります。

皮膚に血が行かなくなるので、肌の新陳代謝も落ちるので、その結果、妊娠線もできやすくなってしまいます。

体温が高い＝「冷えない」とは限らない

妊娠初期は、体温の高い状態が続きますが、体温が高い＝冷えないということではありません。冷えは、身体から熱を逃がさないために起きます。体温が高くても、手足が冷たくなっていたらそれは身体が「冷え」ているサインです。

身体を冷やさないようにするためには、食べ物や服装に気を遣い、室温や入浴など身体を温めるよう心がけることが必要になってきます。

服装で「冷え」は変わる

とくに服装1つで、血行は変わってきます。

身体を冷やさない服装のコツは、「首」とつく部分を重点的に温めるようにすることです。

首、手首、足首は血管や神経が集まっているので、ここを温めると、効率的に体中を温めることができます。

冷えを感じたら、靴下やタイツを履いたり、マフラーやスカーフを巻くだけでもかなり違ってきます。

衣服は身体に合ったサイズを

そして、妊娠中の服装は身体に合ったサイズのものを身につけることも大切になってきます。

妊娠中は体型が大きく変化します。

お腹はもちろんのこと、胸は1～2カップ大きくなり、腰周りにも肉が付いていきます。当然、妊娠前の服はインナーもアウターも着るのが難しくなります。

しかし、マタニティー用のウェアに抵抗があり、妊娠前の物を無理して着用したり、お腹が大きくなるのが嫌でマタニティーベルトでしめ付けていたりする人が時々います。しかしこれは肌にもお腹の赤ちゃんにも悪影響を及ぼします。

妊娠前の服装は、体型の変化とともにきつくなってきます。そしてキツい状態のまま着用し続けていると、血流が阻害されてしまうので血行が悪くなります。血行が悪くなるとどうなるかは、すでに述べたとおりです。

妊娠線をつくらないために、きつく身体を締め付けていたとすれば、それは全くの逆効果になることをやっていたということになります。

下着はマタニティー専用の物を

マタニティーウェア、特に下着はほんのわずかな期間しか着られません。

そして、他人に譲ったり譲られたりすることに抵抗感を抱く人も少なくないと思います。だからできれば買わずに済ませたいと思っている人もいらっしゃるでしょう。しかしキツい下着が一番身体を締め付けるのです。

妊娠線をつくりたくなければ、下着はできれば買わないのではなく、できるだけ買うようにしましょう。

下着と違い、ウエストがゴムのスカートやワイドパンツ、チュニックやゆったり目のワンピースなど、身体を締め付けないウェアなどは妊娠後もある程度までは着ることができます。だからマタニティー専用の物をわざわざ買わなくてもよいと思ってしまいがちです。

でも、これらの衣類もキツいと感じたら無理に着用してはいけません。妊娠中は血行を阻害しない、ゆったりした服装にすることが大切です。

3　「冷えない」食事にするコツは

ちょっとした工夫で「冷えない」食事に

体重管理に、必要な栄養にと、妊娠中は食事にかなり気を遣います。そこに「血行をよくする」ものを食べろと言われると、何をどうしてよいのかわからなくなってしまうかもしれません。

特に悪阻で食べられる物が限られるときに、食事に関してあれやこれや言われると、ストレスもたまってしまうでしょう。

血行をよくする食事は、あまり難しく考えなくても大丈夫です。

体重管理のところでお話した、量より質、栄養バランスの取れた食事にするだけで自然と冷えを防止する食生活にすることができます。

例えば、妊娠中は塩分を控えなくてはなりません。そこで味を調えるためにショウガや唐辛子をプラスすればいいのです。ショウガや唐辛子のほか、胡椒やニンニクなど、スパイスは基本的に身体を温める食材と言われています。

避けるべき食べ物は

食べ物は、生で食べるより火を通したほうが身体を冷やしません。特に生魚などは食中毒の心配もあり妊娠中は避けたほうがいい食べ物だと言われています。野菜も生食よりは温野菜のほうが種類も量も摂れるようになります。

それから「身体を冷やす」食べ物の1つに「砂糖」があります。

甘いお菓子は体重管理だけでなく、身体を冷やすという点でも妊娠中はできるだけ我慢したほうが間違いありません。もし、甘い物が欲しくなったらドライフルーツがおすすめです。ドライフルーツは身体を温める食べ物と言われており、ビタミンやミネラルも豊富に含まれているからです。

バランスの取れた食生活は身体を「冷やさない」

このように低カロリー、低塩分、バランスの取れた食事を心がければ、そんなにこだわらなくても身体を冷やさない食事にできるということなのです。

心身共に〝楽〟でいること、それが血行をよくして妊娠線予防にもつながります。

4　湯船で身体を温める

妊娠中の入浴は注意が必要

血行をよくするためには、入浴はとても効果的な方法です。

しかし、妊娠中の入浴は、妊娠前と違っていろいろなことに注意しなければなりません。

妊娠中は、入浴を〝しんどい〟と思う方は少なくありません。妊娠初期は悪阻のために、中期後期はお腹が大きくなるにつれて身体の動きが制限されるからです。その上、妊娠中は目眩や立ちくらみを起こしやすくなり、余計に〝しんどい〟と感じるようになります。

さらに入浴することで子宮収縮が促進され、切迫流産や早産の引き金になる場合があるとも言われています。

妊娠中はできるだけ湯船に入ったほうがよい

妊娠中の入浴は、さまざまなリスクが伴うため、シャワーで済ます妊婦さんも少なくありません。しかし　妊娠中湯船に入ることとは、血行を促進するだけでなくストレスの緩和にもつながります。また、妊婦の体温が高いと分娩時間が短くなる傾向があるということがわかってきており、湯船に入って身体を温めることは、お産にもよいということになります。

体調に十分注意する必要がありますが、できる限り湯船に入って身体を温めるようにしましょう。

入浴時の注意点

妊娠中、安心に入浴するためには、次のような点を注意しましょう。

① 湯温は少しぬるめの38～40℃にする
熱い湯につかると、心拍数が上がったり血圧が上昇するなどで、気分が悪くなったりします。そ

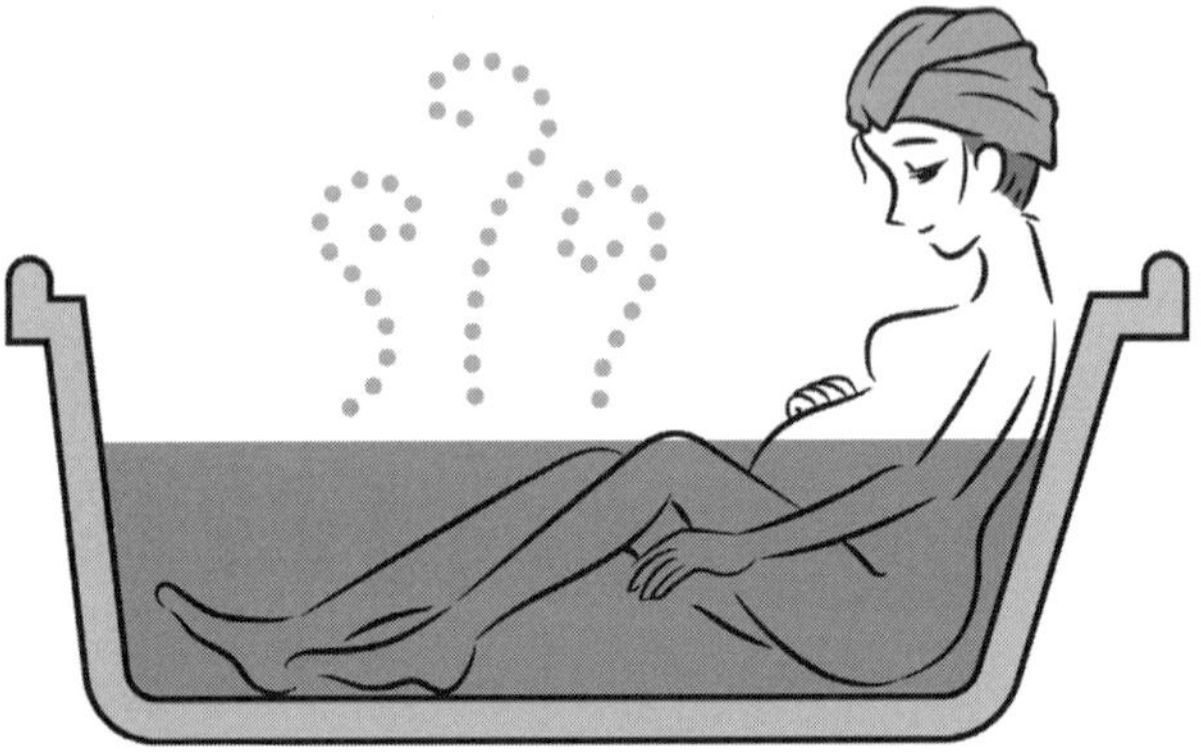

れを防ぐにはぬるめのお湯にゆっくり入ることです。それによって心拍や血圧が急上昇することを防げます。

② 湯船に入る時間は10分以内で

あまり長い時間湯船に入っていると、心拍数が上がるので、気分を悪くするおそれがあります。気分が悪いだけならまだしも、場合によっては心拍が上がり続けた結果、胎児に悪影響が出ることもあります。湯船に入る時間は10分以内にするように心がけましょう。

また気分が悪くなったら、時間に関係なくすぐ湯船から出るようにしましょう。

③ お腹が大きくなってきたら半身浴で

お腹が大きくなってくると、水圧でも気分が悪くなることがあります。半身浴ならその分水圧も弱くなるので、身体にかかる負担も弱くなります。

④ 転倒に注意する

妊娠中は立ちくらみを起こしやすくなります。湯船から上がった途端立ちくらみを起こすと転倒する危険があります。上がるときはゆっくりと身体を動かしながら、湯船から出るようにしましょう。
またお腹が大きくなってくると足元がよく見えなくなり、より転倒する危険も増えます。

⑤　水分をしっかり補給する

妊娠中は普段よりもより水分が必要となります。脱水症状にならないよう、水分補給も忘れないようにしましょう。のぼせを防止するためにも、入浴前と入浴後に水分補給をすることが理想的です。

妊娠中、温泉に入っても大丈夫？

ところで、入浴と言えば温泉も気になるところです。長い間、「温泉法」によって妊娠後期の妊婦さんは温泉に入ってならない「禁忌症」とされていました。

そのため妊娠中は温泉に入っては行けないと思っている人は少なくないでしょう。しかし、今はその基準が緩和されており、妊娠後期の妊婦は禁忌症ではなくなりました。体調が許すのであれば、妊娠中でも温泉を楽しむことができるようになったのです。

ただし、温泉の場合、自宅のように湯温の調整が自由にできません。熱い湯やぬるすぎるお湯は妊娠中の身体にはよくないので、注意しましょう。

また特に大浴場の場合、人が多い分だけ転倒の危険も増えます。温泉は1人で入るのではなく、できれば家族や友人など、万が一の場合手助けしてくれる人と一緒に入ることをおすすめします。

妊娠中の入浴は体調優先で

妊娠中、湯船に入ることはメリットがたくさんあります。しかし体調によっては医師から禁止される場合もあります。その場合は医師の指示に従ってください。

妊娠中の入浴は体調に不安を感じたら無理に入らないことと、医師の指示に従うこと、この2つは絶対に守らなくてはなりません。

メリットが多いとは言え「絶対にやらなくてはならない」ことではないのです。もし、思うように入浴できなくても気を落とす必要はありません。

その場合は、他のできることをすればいいだけですから。

そして体調がよい方はもちろん、しっかりと湯船に入って血行をよくするように心がけましょう。

5　腰を温めると全身が温まる

腰を温めるとどんな効果がある?

腰を温める方法は体調に関係なくできるので、安静の指示があってもできます。

どうして腰を温めるとよいのかというと､腰の部分には重要な血管や神経が通っているからです。

ここを温めることで、熱が効率よく全身に回ります。

妊娠中、腰を温めることでさまざまなメリットがあります。妊娠中はどうしても腰に負担がかかります。腰を温めれば、腰への負担を緩和し、痛みなどさまざまなトラブルを和らげることができるからです。

腰を温める場合、意識して温めて欲しい場所は「仙骨」の部分です。尾てい骨の少し上にある「仙骨」には神経や血管が集まっているからです。腰を温めるときは、この部分を中心にすると、すぐに身体を温めることができます。

簡単にできる「腰を温める方法」

腰を温める方法として次の３つをご紹介します。

①　マタニティーベルトを使う

マタニティーベルトには、骨盤をサポートしたり腰の負担を軽くするだけでなく、保温をする役割もあります。中には裏起毛など保温に特化した製品も販売されています。

特に腹巻きタイプのものは、就寝中でも使えるので寝冷えが心配なときにもおすすめです。

昼間はベルトタイプで腰を支え、休むときは腹巻きタイプで保温というように使い分けるという方法もあります。

腰を温めたいからと妊娠前の腹巻きをそのまま使うと、お腹を締め付け、血行を阻害するおそれがあります。腹巻きには大きくなったお腹に対応できる妊婦用があるので、必ずそれを使うようにしましょう。

またお腹の張りが強く、絶対安静を指示されている場合、マタニティベルトの使用も禁止されることがあります。その場合は医師の指示に従い別の方法で腰を温めるようにしましょう。

② カイロを使う

カイロは素早く腰を温めることができるのでおすすめ。

カイロには「使い捨てタイプ」、「充電式タイプ」、「オイル式タイプ」、「エコカイロ」といったタイプがあります。

使い捨ては下着に貼り付けることもできる上、使い勝手もいいので妊娠中にもおすすめです。ただし持続時間が長いため、張りっぱなしでいると低温火傷のおそれも出てくるので注意が必要です。毎日使うとなると、使い捨ての場合は金銭面が気になってしまう方もいるでしょう。その場合は繰り返し使えるエコカイロがおすすめです。

充電式もオイル式も繰り返し使えるのですが、どちらも厚みがあり容器も硬いので、腰に付けて温めるのには向いていません。一方のエコカイロでしたら、厚みもなく柔軟性があるので、腰に密着して温めることができます。

エコカイロには、お湯で温めるタイプとレンジで温めるタイプがありますが、手軽さでいうとレンジで温めるものがおすすめです。

持続時間が短いので、低温火傷の心配もありません。薬品などが入ったケミカルなもの以外に、セラミックビーズや米ぬかなど破けても安心な素材でつくられた物もあります。セラミックはじんわり温まるので、使い捨ての熱が熱すぎると感じる方は、ぜひエコカイロを使ってみてはいかがでしょうか。

③　湯たんぽを使う

就寝中や絶対安静で横になっているときにおすすめなのが湯たんぽです。シムスの体位をとっているときに腰に当てると、腰がすごく楽になります。また湯たんぽは、足元など冷えが気になる部分を温めるのにも適しています。

湯たんぽには昔ながらのお湯を入れるタイプと、充電式タイプ、レンジで温めるタイプなどがあります。どのタイプでも、低温火傷を防ぐために必ずカバーを付けて使いましょう。

３つのタイプの中で使い勝手がよいのはレンジで温めるタイプです。持続時間は他の２つに比べると短いのですが、レンジを使えばすぐ使えるようになるので繰り返し使いたいときにも適しています。

充電式は、持続時間が長いので就寝時に使うと朝まで温かく使えます。ただ充電切れになっているとすぐには使えないので、連続使用には向いていません。ただコンセントにつなげば使えるようになるので、絶対安静で床から起き上がれないときに、自分の都合で使うことができるというメリットもあります。

お湯を入れるタイプは、お湯を沸かす手間があるほか、間違ってお湯をこぼしてしまった場合、火傷の危険もあります。お湯を入れるタイプを使うときは、十分注意して使ってください。充電式と違って、お湯を入れればすぐに使えるようになるというメリットがあります。

安静中でも腰を温めることはできる

腰を温めることは体調に関係なくできます。妊娠がわかったときから「腰を温める」よう心がければ、妊娠線予防にも安産にもつながります。

6　喫煙は百害あって一利なし

妊婦さんの喫煙率は

日本人女性の喫煙率はJTが2018年に行った調査によると8・7%。だいたい日本人女性10人に1人が喫煙者となっています。

一方、妊婦の喫煙率は、調査結果が少し古くなってしまうのですが、平成22年度に厚生労働省が実施した「乳幼児身体発育調査」によると5%。妊娠を機に喫煙を止める方もいる一方で、妊娠しても変わらず喫煙を続けている方もいるということがわかります。

妊娠中の喫煙はリスクしかない

タバコの成分には高い毒性があり、胎児に悪影響があることは周知の事実です。流産や早産の発生リスクが高くなるほか、胎児の発育が阻害されたり、周産期死亡率――死産や生まれてすぐ死亡するリスクが高くなります。また胎児の先天異常も、非喫煙者に比べて発生率が高くなるとも言われています。

妊婦が喫煙すると、ニコチンの作用によって胎児の血管や臍帯が収縮して血流量が減少します。その結果、当然ながら胎児への酸素や栄養が届きにくくなります。そしてタバコの煙に含まれる一酸化炭素が胎児の血中に含まれることで胎児が酸欠状態になってしまいます。これは胎児の首を絞めて窒息させていることと大差ありません。

また妊婦が喫煙すると胎児の心拍数が低下します。その結果、発育が阻害され、出生時の体重や身長が減少することとなります。さらに、妊婦の喫煙は子宮筋収縮を誘発するので死産、早産、自然流産などの危険性が高くなるといわれています。

加えて喫煙している妊婦からは先天的な奇形状態の赤ちゃんの出現率が高く、無事に産まれたとしても乳幼児突然死症候群などによる死亡率が高くなることが明らかになっています。

このように妊娠出産にタバコはリスクしかありません。そしてタバコは胎児だけでなく母体にも悪影響を与えます。妊娠線もその１つです。

タバコが肌に及ぼす影響は？

タバコに含まれるニコチンは、血管収縮作用があるので血行が悪くなります。さらにタバコを吸うことで体内に活性酸素が増えます。活性酸素は大量のビタミンCを消費します。ビタミンCはコラーゲンの生成にも使われます。活性酸素によってビタミンCが失われてしまうと、コラーゲンをつくることができなくなってしまいます。

些細な断裂であれば、線維芽細胞が生み出す真皮成分によって補修が可能なことはすでにお話していています。真皮の主成分はコラーゲンです。コラーゲンがつくられないということは、真皮の補修ができないということに他なりません。

タバコを吸う人は、吸わない人に比べてお肌が10歳老けて見えるという話を聞いたことはないでしょうか。それはコラーゲンが生成されないことによって、真皮層が衰え、肌に張りがなくなりシワやたるみができるからです。

美肌の観点からも、タバコは絶対に止めたほうがよいのです。

受動喫煙の害も油断できない

タバコの悪影響は受動喫煙でも起こります。何より、ニコチンなどの有害物質は、副流煙のほうが多くなります。

自分自身が禁煙しても家族が吸っていれば意味がないというわけです。

妊娠したら、喫煙の〝害〟を家族にも認識してもらい、家族みんなで禁煙するぐらいの姿勢が必要です。

第7章　正しい妊娠線対策③　お肌の柔らかさを保つ

1　お肌に柔軟性がある人は妊娠線ができにくい

柔らかい肌は妊娠線ができにくい

妊娠線は肌が大きく伸びたとき、真皮層が伸びきれずに裂けてしまってできるものです。柔らかい肌であれば、その分よく伸びることができるので、妊娠線もできにくくなります。

柔軟性のある肌とは、適度に潤っていること、そして弾力と張りがある状態になっていることです。肌の水分は表皮の角質層、弾力と張りは真皮層が関係しています。

妊娠中の肌は積極的なケアを必要としている

妊娠中、さまざまな原因で肌は乾燥しやすい状態になっています。乾燥すると肌は硬くなって妊娠線ができやすくなります。そのため妊娠中は積極的に肌のケアをする必要があります。

肌のケアは、化粧品やクリームを使って表皮層に潤いを与える方法と、食事や生活習慣など、内側から働きかける方法があります。

ここでは主に表皮へ働きかけるケアについてお話したいと思います。

柔軟性のある肌は水分と油分のバランスがほどよく取れている状態です。角質層に含まれる水分は、放っておくとどんどん蒸発して失われていきます。それを防ぐために油分（皮脂）で蓋をして水分を閉じ込めておくのです。

肌に水分と油分が足りないと乾燥肌になります。水分が足りず、油分が多い場合はインナードライと言われる〝隠れ〟乾燥肌と呼ばれる状態となり、水分は足りている一方で油分が多い場合は脂性肌と呼ばれます。

妊娠中は肌の水分が不足しがちになるので、乾燥肌もしくはインナードライの状態になりがちです。

とくに女性ホルモン・プロゲステロンの影響で皮脂の分泌が増えるので、一見すると脂っぽいのに実は乾いているインナードライであることもあります。インナードライだと、肌はべたついているのに柔軟性はないので、当然のことながら妊娠線もできやすい状態になっています。

妊娠したら肌の保湿に気を付けること。これが妊娠線の予防につながります。しかし間違った方法で保湿してしまうと、かえって肌が乾燥してしまうことがあります。

正しい方法で保湿することが何より大切です。

2　保湿オイル・クリームの選び方

ただ保湿をすればよいというわけではない

妊娠中の肌は、水分がお腹の赤ちゃんに優先的に行ってしまうためにどうしても乾燥しがちになります。だからといってどんどん水分を与えていっても逆効果になってしまいます。

まず、肌の水分保持量には上限があります。そしてこの上限を超えるような過度な保湿は、肌のバリア機能を壊す原因になります。

過剰に加湿すると、肌は十分な状態になっていると判断し、皮脂の分泌が抑えられます。皮脂がなくなるので、水分はどんどん肌から蒸発していってしまい、結果、乾燥状態が悪化してしまうのです。同じことは過剰に油分を与えた場合にも言えます。

ココナッツやホホバなど、肌によいナチュラルなオイルがありますが、保湿せずにそのままオイルを塗ると、肌が水分不足のまま蓋をされた状態になります。つまり、インナードライになってしまうということです。肌の状態をよくするためには、ほどほどがよいということです。

保湿用クリームに必要な成分

保湿用のクリームを選ぶときには、まずは次の成分が入っているかどうかチェックしましょう。

- ビタミンC誘導体
- FGF（線維芽細胞増殖因子）
- アラントイン
- シラノール誘導体
- EGF（上皮成長因子）

・葉酸
・ヘパリン
これらの成分は、コラーゲンの生成や肌のターンオーバーを促す助けになるものです。クリームを選ぶときは、成分表記を見て、これらの成分が含まれているかチェックしてから買うようにしましょう。

クリーム、オイル、ローション、どれを選んだらよいのか

妊娠線予防効果をうたったものには、クリームやローション、オイルなどいろいろなタイプがあります。どれを選んだらよいのかは肌質によって変わってきます。

一般的に、ジェル、クリーム、オイルの順で保湿力が高くなってきます。

オイルは、肌から水分の蒸発を防ぐだけでなく、肌に浸透して皮膚の温度を上昇させる作用があります。その結果、皮膚の伸びもよくなり、保湿力と合わせて妊娠線予防に高い効果を発揮します。

しかし、クリームに比べてべたつくなど使用感が悪く、肌質によっては「重く」感じることもあります。また匂いがきつい物も多く、悪阻が辛い方には使いづらいときがあります。

あまりにも乾燥がひどい場合は、クリーム１本で済ませるのではなく、ローションで水分を補給してからオイルなど油分の多い物で水分が肌から逃げないように蓋をするとよいでしょう。

オイル類は、水分が逃げないようにする力が強いので、肌に水分が足りていない状態で使ってし

まうと、インナードライの状態になってしまうおそれがあるからです。

クリームはオイルに比べて水分を補給する効果があり、匂いも優しく使い勝手がよいのが特徴です。ベタつきがなく扱いやすい反面、保湿力はオイルよりも劣ります。そのため皮脂の分泌がちゃんとある普通肌の方に向いていると言えるでしょう。皮脂の分泌が多い、オイリーな肌でしたら、クリームより油分が少ないジェルを選ぶとよいでしょう。

自分の肌質にあった物を選ぶことが大切

妊娠線予防には、数多くのクリームやオイルなどが売られています。どれがよいのか迷ったら、まず自分の肌質に合うのかどうかで選ぶとよいでしょう。

妊娠前と妊娠中では、肌質も変わってきます。そのため妊娠前に使っていた物と同じタイプの物を選んでも肌に合わない可能性があります。妊娠前より乾燥しやすいことと、皮脂の分泌が増えることを踏まえて選ぶようにするとよいでしょう。

専用のクリームでなくても予防効果はある

そして、必ずしも妊娠線予防クリームを選ぶ必要もありません。

妊娠線予防とうたったクリームを選ぶメリットは、
・肌が敏感になっている妊婦向けにつくられている

・妊婦や赤ちゃんに影響があるもしくはあると思われる成分は配合されていない
・マッサージなど使い方のガイダンスがある

といった点でしょう。

つまり、専用のクリームでなくても、先ほど挙げた成分が入っており自分の肌質にあったクリームであれば、妊娠線予防のために使うこともできます。ただ一般的な保湿クリームによく使われているローズやラベンダー、ローズマリー、ジャスミンなどは、妊娠中使ってはいけないアロマの代表格でもあり、これら妊婦が避けたほうがよい成分が入っているかどうか注意して選ばなければいけません。

使った後から禁忌を知って後悔するのであれば、安心して使える専用クリームのほうが気持ちの上でも間違いないと言えます。

しかし、妊娠線予防の専用クリームは、一般的な保湿クリームよりも割高なことも事実です。そして妊婦用だからといって必ずしもトラブルが起こるとは限りません。

失敗しないためにも、必ずサンプルやテスターで使い勝手を確認したり、パッチテストを行ってトラブルが出ないかどうか確かめてから購入を決めるようにすることをおすすめします。

パッチテストを行うときは

自宅で行うパッチテストにはいろいろなやり方がありますが、簡単なのは入浴後、二の腕の内側にテストを行う化粧品を塗って様子を見る方法です。24時間経っても赤みや腫れ、かゆみなどがなければ問題なく使えると判断します。

もし異常が出たらその時点でテストを中断し、化粧品を洗い流します。赤みや炎症などが強い場合は、テストした化粧品を持って医師に相談するようにしましょう。

しかし、パッチテストにクリアしたからといって、匂いや使い心地が今1つと感じた場合は無理に使う必要はありません。妊娠線予防のためのクリームは、肌に合うかどうかだけではなく、使い続けられるかどうかという点も重要になってきます。

そのためには、いくつか試してみてから選ぶようにするとよいでしょう。

3 ナチュラルで高品質のオイルは、妊娠線予防効果も高い

ナチュラルオイルは妊娠線予防にもおすすめ

オイル類は、保湿効果が高いので、乾燥しがちな方はクリームではなくオイルを使うと効果的です。

オリーブやアルガンなど、肌によいナチュラルなオイルの中でも、ココナッツオイルとホホバオイルは、特に妊娠線の予防におすすめしたいものです。

それぞれの特徴をご紹介しましょう。

ココナッツオイルの特徴

ココナッツオイルには、アミノ酸、ビタミン、ミネラルなどが豊富に含まれています。中でもココナッツオイルに含まれるオレイン酸、ラウリン酸、ビタミンＥが効果的です。

オレイン酸には保湿作用が、ラウリン酸には浸透力を高める作用があり、この２つが妊娠線を予防する働きをしてくれます。またビタミンＥとラウリン酸は、肌を健やかな状態にするだけでなく、アンチエイジング効果も期待できます。その上、肌への浸透力も高く心地もさらっとしているので、使い勝手も大変よいオイルです。

さらにココナッツオイルには、紫外線対策に効果のある脂肪酸も含まれています。紫外線も妊娠線をできやすくする原因の１つです。ココナッツオイル１つで、お肌のケアから紫外線対策までできるので、忙しくて肌のケアをシンプルにしたい方にもおすすめです。

ココナッツオイルを選ぶときは、お腹の赤ちゃんのためにもオーガニックのエクストラバージンオイルにすることをおすすめします。

バージンオイルかどうか見極めるコツは、成分をチェックすればわかります。ラウリン酸が50％ほど含まれていれば、それはバージンオイルになります。

またオーガニックかどうかは、認定機関マークの有無で確認することができます。

もう１つ注意して欲しい点は製法です。

高熱処理加工されているココナッツオイルには、トランス脂肪酸が多く含まれている可能性があります。トランス脂肪酸が身体に悪影響を与えるのは周知の事実です。化粧品としてもできるだけ摂取を避けるほうが間違いありません。

そこで低温圧搾製法（コールドプレス）でつくられている製品を選ぶようにしましょう。また成分をチェックし、トランス脂肪酸フリーになっているかどうか確認することも大切です。

ホホバオイルの特徴

敏感肌の方には、ホホバオイルもおすすめです。

ホホバオイルにはビタミンEやビタミンA、カロチノイド、ステアリン酸、アラキジン酸、パルミチン酸、オレイン酸、リノレン酸、エルカ酸などが含まれています。中でも特筆すべきは「ワックスエステル」という成分です。

ワックスエステルは人間の肌の角質にも存在しており、みずみずしさと弾力のある肌を保つ働きをしています。この人間の肌にあるワックスエステルとホホバオイルのワックスエステルは同じ成分なのです。

ちなみに、私たちの肌成分と同じ天然のワックスエステルを含んでいるのは、地球上で唯一このホホバオイルだけです。人間の肌に含まれるものと同じ成分のため、ちょっとした刺激にも敏感になっているデリケートな肌にも安心して使えます。

また効果も優れており、保湿以外に角質層を柔らかくする働きがあり、お肌を妊娠線のできにくい肌の状態に導いてくれます。

肌馴染みもよくさらりとして使用感もよいので、オイルを使うと「重くて」痒くなってしまう方も、ホホバオイルなら使える可能性が高くなります。敏感肌で悩んでいる方は、ぜひ一度お試しください。

4　肌にも赤ちゃんにも優しいマッサージの仕方

マッサージは正しいやり方で

妊娠線予防には、クリームだけでなくマッサージをすすめているところも多くあります。

しかしこのマッサージ、１つやり方を間違えると逆効果になってしまうだけでなく、お腹の張りを誘発して胎児に悪影響を及ぼす可能性もあります。

正しいマッサージは、血行やリンパの流れを促進することで、肌の柔軟性を生み出すことができます。

しかし力を入れすぎてしまうと、逆に血行障害を起こしたり、内出血や摩擦による表皮の傷など、肌トラブルを起こす可能性もあります。力強いマッサージは真皮層も圧迫するので、逆に肌を妊娠線ができやすい状態にしてしまうことにもなります。

さらに、腹部のマッサージはお腹の張りを招くこともあるので、切迫流産や切迫早産になってしまう危険性もあります。

このように、間違ったマッサージは母体に悪影響を及ぼすだけでなく、赤ちゃんにもよくありません。自己流でマッサージするのではなく、正しいやり方を知ってマッサージするようにしましょう。

肌にも赤ちゃんにも優しいマッサージのポイント

お腹の赤ちゃんにも肌にも負担をかけないマッサージは、次のようなことが大切になります。

①　お腹の張りを感じるときは絶対に行わない
マッサージは子宮収縮を促進するので、お腹の張りを悪化させます。また切迫流産や切迫早産で安静指示が出ている方も、マッサージは避けてください。

②　オイルやクリームはたっぷり使う
オイルやクリームの量が少ないと、肌の滑りが悪くて摩擦で表皮が傷つくおそれがあります。肌を傷めないためにも、たっぷりと塗ってください。

③　力を入れず、撫でるように
強い刺激は母体にも胎児にもよくありません。マッサージというより、「撫でる・さする」を心がけます。

④　長時間やらない、張りを感じたら中止する
例え力を入れなくても、刺激を与えることでお腹が張ってくることがあります。長時間のマッサー

ジは避け、異変を感じたらすぐにマッサージを中止すること。

これらのことに気を付けながら、マッサージを行いましょう。

5　肌にも赤ちゃんにも優しいお腹のマッサージ法

お腹は優しくマッサージを

妊娠線ができやすいお腹は、心配になってついつい過剰にマッサージをしてしまいがちです。しかし、やり過ぎは肌を傷めるだけでなく、お腹の張りを招いてしまうことになりかねません。

正しいやり方でマッサージをし、肌にも赤ちゃんにも負担をかけないようにしましょう。

正しいマッサージのやり方

①　片手をおへそにあてて、そこから時計回りにクルクルと円を描くように、お腹全体にオイルやクリームを塗ります。

②　次に反対の手で、おへそから反時計回りで、今度は脇腹を中心に大きく円を描くようにオイル・クリームを塗っていきます

③　手の指先中心にオイル・クリームを取り、両手で脇から円を5回ぐらい描くように、恥骨に向けて塗っていきます。これを2回ぐらい繰り返します。

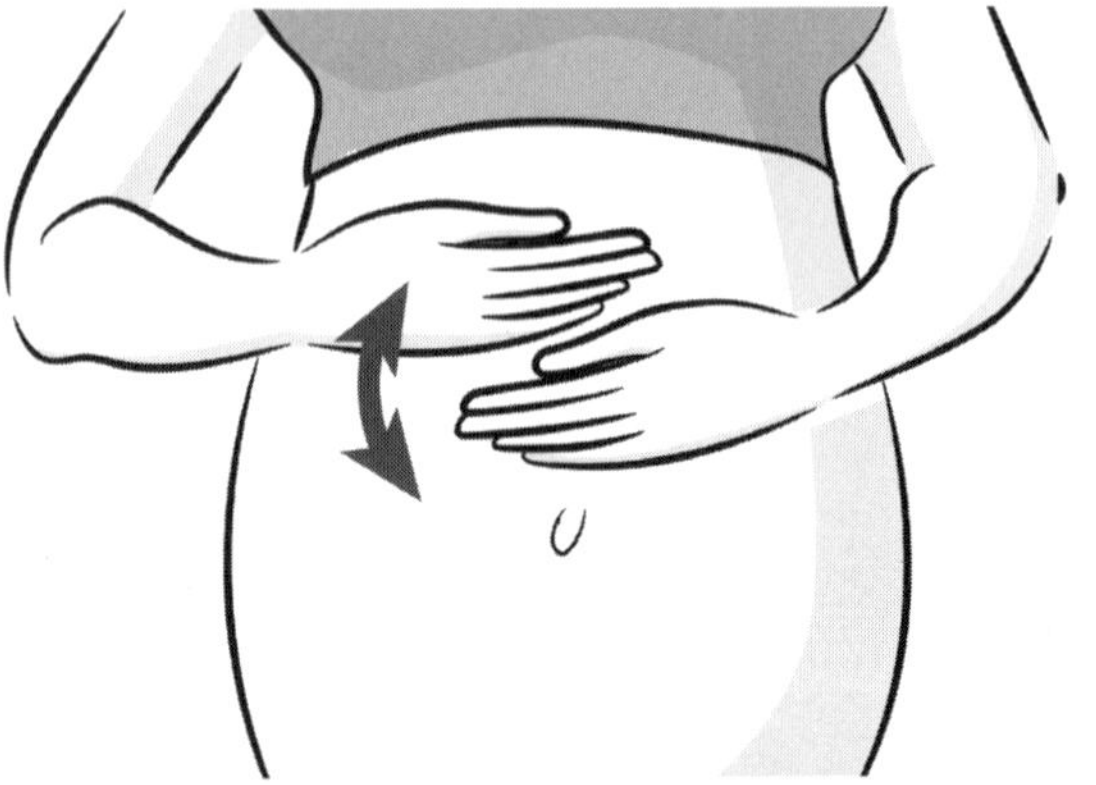

④　両手でおへその下から上に、上から下にと上下のマッサージを3回繰り返します。

⑤　おへその下から、子宮をなぞるように動かし、最後におへそへ戻るマッサージを3回繰り返します。

張りが心配なときは無理しない

お肌を柔らかくするためのマッサージですが、保湿クリームやオイルが肌にしっかり行き渡るだけでも十分柔らかくなります。お腹の張りが心配な方は、クリームやオイルを塗るだけにして、無理にマッサージする必要はありません。

張りも心配だけど、クリームやオイルだけでは不安という方は〝ハンドマスク〟をおすすめします。

ハンドマスクは、読んで字のごとく手のひらで皮膚を覆って、オイルやクリームの成分を肌により浸透させる方法です。1か所につき10秒くらい、手のひらで皮膚を覆います。それを何度か繰り返し、手を放すときに、肌に皮膚が付く感じがあれば、成分が肌に浸透した証拠です。

マッサージにしろハンドマスクにしろ、優先すべきは体調と胎児の状態です。無理のない範囲でやること。それが一番のポイントになります。

6　胸やお尻など、妊娠線のできやすい場所へのマッサージ法

お腹以外のマッサージも忘れずに

ところで、妊娠線はお腹以外にもできます。お腹以外にできやすいのは胸をはじめ腰とお尻、太もも、二の腕などです。特に胸は、授乳準備のため妊娠初期から大きくなり始め、臨月までの間に1~2カップは大きくなるため、お腹の次に妊娠線ができやすい部分です。

とくに胸の横や胸の下は、気にしなければ見ることもありません。下手をすると妊娠線ができたのに気づかないまま過ごしてしまうこともあります。

妊娠中は、鏡などを使って毎日チェックするとともに、お腹同様マッサージすることをおすすめします。

そして胸をマッサージするときは、二の腕も一緒にマッサージしましょう。

二の腕は内側の筋肉が柔らかく脂肪がつきやすい部分です。そして妊娠中の体重増加で大きくなってしまいやすい場所でもあるので、妊娠線ができる可能性があるからです。

またマッサージをするだけでなく、二の腕の筋肉を動かすことも妊娠線予防に効果的です。窓拭

きや床ふきなど、普段の家事の中で腕を動かすことを意識する程度で大丈夫です。このとき、二の腕の筋肉を動かすことを意識するとより効果が上がります。

胸・二の腕のマッサージのやり方

① 左の胸は右手を、右の胸は左を使って、優しく全体にオイル・クリームを塗っていきます。
② 両手で胸を持ち上げるように、下から上へマッサージします。
③ 右手で左側の鎖骨から脇に、左手で右側の鎖骨から脇にとリンパの流れを意識し、オイル・クリームを塗ります。
④ 最後に二の腕部分を、肘から肩へ向けて下から上へ、脂肪を流すようにオイル・クリームを塗っていきます。

胸のマッサージは、お腹の張りを引き起こすことがあります。お腹同様、強くマッサージをしないこと、お腹の張りを感じたら即中止するように注意してください。

腰周りも妊娠線のできやすい場所

お腹、胸に次いで妊娠線ができやすいのが腰周りです。

妊娠中は骨盤が緩み、大きくなったお腹を支えるために腰とお尻のボリュームが増してがっちりしてきます。そして肉が付いた結果、妊娠線ができやすくなるのです。

腰周りについた肉は、産後に骨盤を引き締めてダイエットを行えば元に戻すことができるので、妊娠中は痩せることよりも妊娠線をつくらないことに重点を置くようにすることが大切です。

特にお尻の部分は、身体の後ろ側のために妊娠線ができても気づきにくい場所です。ついついケアも忘れがちになるので、意識してマッサージを行いましょう。

また腰とお尻をマッサージするときは、一緒に太ももも行うようにします。

腰やお尻が大きくなると、その下の太ももにも自然と肉がついていきます。太ももの内側やふくらはぎの裏側に妊娠線ができてしまった妊婦さんも少なくありません。

大きくなったと実感しやすいのが胸とお腹という上半身のため、下半身のケアまで気が回らないことがあります。しかし、妊娠線を予防するためにも、下半身もしっかり意識していきましょう。

腰周りのマッサージ方法

お腹とお尻、太ももは次のようにマッサージを行います。

①　両手で左右同時に、手のひらを使って腰からお尻の方に円を描くようにマッサージを行います。
②　両手でお尻を下から上へ、持ち上げるようにマッサージします。
③　足の付け根を両手で包み込み、上から下へ膝に向かってオイル・クリームを塗りながらマッサージをします。

この部分は、胸やお腹と違い、マッサージの刺激でお腹が張るというリスクもありません。その点では、気兼ねなくマッサージができます。

ただし、力を入れすぎると、皮膚にダメージを与え、逆に妊娠線ができやすい状態になるので注意してください。

妊娠中のマッサージの基本は、力を入れすぎない、お腹が張ってきたら即中止することです。お腹が張りやすい方は、無理してマッサージをせず、他の予防法を行うようにしましょう。

7　紫外線ケアは妊娠線予防にもつながる

紫外線は肌にダメージを与える

光にはいろいろな波長があり、波長の違いが〝色〟として現れます。プリズムの光や七色の虹は、光の波長の違いを目が〝色〟として認識したものです。

目で見える光——可視光線の中で波長が一番長いのが「赤」で短いのが「紫」です。赤より波長が長いのが「赤外線」、そして紫より波長が短いのが「紫外線」と呼ばれます。

赤外線は〝熱〟として作用しますが、紫外線はさまざまな場所で〝化学的〟な作用を引き起こします。例えば殺菌消毒やビタミンDの合成、血行や新陳代謝の促進、皮膚抵抗力の増進などです。

しかし、紫外線と言えば、肌にダメージを与える印象が強いのではないでしょうか。

紫外線が肌に与えるダメージとしてまず挙げられるのは日焼けです。しかし紫外線が肌に与えるダメージはこれだけではありません。紫外線を浴びることでＤＮＡが破壊され皮膚ガンの発生を誘発したり、真皮層のコラーゲンを破壊して〝光老化〟なども引き起こします。光老化が起こると、真皮層はコラーゲンを失って脆くなります。つまり引っ張られたら簡単に裂ける状態になってしまうのです。

つまり妊娠線を防ぐためには、紫外線に対するケアもしっかりする必要があるのです。

真皮層にダメージを与える紫外線

地上に届く紫外線にはＵＶ‐ＡとＵＶ‐Ｂの２種類があります。その中で真皮層にダメージを与えるのはＵＶ‐Ａです。

紫外線量は季節によって変動します。冬場が一番少なく、夏場が最も多くなります。時間帯によっても変動し、お昼前後、10～14時が一番多くなります。

ＵＶ‐Ａは、季節や時間による変動はＵＶ‐Ｂに比べると少ない上、天気が悪くてもほぼ量は変わりません。さらにＵＶ‐Ａは浴び続けることで影響が蓄積していくので、時間や季節に関係なくケアする必要があります。

紫外線防止には日焼け止めクリームを

ＵＶ‐Ａを防ぐには、日焼け止めクリームを塗るのが一番です。

日焼け止めには、その効力としてSPFとPAが表示されていますが、SPFはUV‐Bを、PAはUV‐Aをカットするレベルを表示しています。

PAはその強さを4段階の「＋」で表しています。「＋」の数が多いほどUV‐Aをカットしてくれるので、日焼け止めを選ぶときはSPFの数値ではなくPAの数値を気にするようにしましょう。

UV‐Aは日が昇ったと同時に保護ケアをする必要があります。朝のお肌のお手入れのとき、一緒に日焼け止め効果のあるクリームや乳液を塗るようにすれば、知らぬ間に浴びる紫外線をできるだけ防ぐことができます。

塗りむらを防ぐために、日焼け止めは二度塗りすることをおすすめします。

また朝塗ったら1日効果が続くわけではありません。汗などでも落ちていくので、2時間ごとくらいに、こまめに塗り直すほうがより効果的です。

妊娠中は、肌が敏感になっているのであまり強い日焼け止めを使うと、かぶれなど肌にトラブルが起きることもあります。妊娠前に使っていた日焼け止めをそのまま使うより、敏感肌用やノンケミカル処方など、低刺激性のものを使うことをおすすめします。赤ちゃんと一緒に使える日焼け止めもあるので、妊娠中から使ってみて、効果や使用感を確かめてみる方法もあります。

目からも紫外線は吸収されるので、日中のお出かけにはサングラスや帽子、日傘といったアイテムを忘れない用意しましょう。そして日傘があるといえ、肌は地面に反射した紫外線にもさらされます。油断しないで日焼け止めを塗り忘れないようにしましょう。

第8章　正しい妊娠線対策④　お肌の健康を保つ

1　健やかな肌で妊娠線を予防する

肌の健康も大切

お肌が健康な状態であれば、それだけ妊娠線ができにくくなります。妊娠線を予防したければお肌を健康に保つことが何より大切になります。

肌が健康な状態とは

・肌に張りと弾力がある
・潤いがある
・血色がよい
・キメが整っている

この4つの状態が揃っていることです。

肌の張りと弾力は真皮層の状態がよいということです。そして潤いがあるというのは、表皮の水分と油分のバランスが取れている状態となります。

3番目の血色がよいというのは、当然、血行のよい状態であることを指します。そして最後のキメが整っているということは、肌の生まれ変わり、ターンオーバーが正常に行われている証になります。

潤いは対策の③で、血行は②ですでにお話しているので省くとして、ここでは残りの2つ、張りと弾力、そしてキメを整える状態に持っていくにはどうしたらいいのかということについてお話しします。

内側からのケアが重要

真皮層の状態を整えたり、ターンオーバーを正常に行うことは、化粧品など表面からのケアよりも食事や生活習慣など、内側からのケアのほうが効果があります。

とくに妊娠中は、ホルモンバランスが大きく変化し、また胎児に栄養を取られるために必要な栄養が不足しがちになっています。その結果、肌トラブルを起こしやすくなるのです。妊娠線も、言ってしまえば肌トラブルの1つです。

健やかな肌というのは、肌トラブルを起こしにくい肌。つまり妊娠線ができにくい状態であるということが言えます。

肌を健康にすることは、赤ちゃんにもよい影響がある

妊娠中は、身体が大きく変化しています。そしてその変化によって、身体はあちこちで悲鳴を上げています。妊婦さんの中には「健やか」な状態にはほど遠い方もいらっしゃるでしょう。そんな中で、肌を健康な状態に持って行くことは、大変難しいように思えます。

しかし実は肌が健康な状態にするためにやることとは、「お腹の赤ちゃんに取ってよい状態にする」ことでもあります。

肌を健やかな状態にすることとは、すなわち身体の内側の状態を健やかな状態に持って行くことです。それはつまり、赤ちゃんの発育にもとてもよいことになるのです。

これからお話することは、自分の美肌のためだけでなく、お腹の赤ちゃんのためにもなることです。是非とも積極的に始めてみて欲しいと思います。

2　栄養バランスの取れた食生活にするには

栄養のバランスが取れた食事にするコツ

肌を健康な状態にするためには、何より栄養のバランスが取れた食事をすることが大切です。妊娠中に取った栄養は、優先的に胎児に行くようになっています。そして肌をつくる材料となる栄養は、胎児の成長にとっても必要不可欠な栄養です。そのため肌は自然と栄養不足になりがちです。

とにかく栄養を取らなければ、と食事量を増やすと、それは体重増加にもつながり、当然のことながら妊娠線もできやすくなります。

対策①でも話したとおり、妊娠中の食事は量より質です。

悪阻などがあると、思うように食事が取れなくなりますし、お腹が大きくなってくると胃が圧迫され、食事が取りにくくなります。そういう状態になると「食べられるときに食べる」こととなり、栄養のバランスが崩れたり、カロリーオーバーになってしまいがちになります。

それを防ぐには、1日で何を食べるか、あらかじめ決めておくという方法がおすすめです。

1日に必要な栄養素を、朝昼晩3回に分けて取るのではなく、1日トータルで取るようにすれば、思うように食事が取れない状態でも必要な栄養を摂ることができるようになります。

食べた物を「見える化」する

レコーディングダイエットというのがありますが、これは1日に何を食べたか、その食品とカロリーを記録する物です。この、1日に何を食べたか記録することは、バランスのよい食生活にはすごく役に立ちます。妊婦さんの中には、体重管理の一貫で記録表を渡された方もいることでしょう。

食べた物を「見える化」することで、1日にどれくらいカロリーを摂っているのか、足りていない栄養や取り過ぎている栄養素が自覚でき、バランスの取れた食生活を意識することができるのです。

「見える化」は、ビジネスの現場などでよく使われる言葉ですが、問題を目で見てわかるようにすることです。それによって、問題の改善策や対応策もわかりやすくなります。

食べた物を記録するには、アプリが便利です。アプリの中には食べた物を入力するだけでカロリーだけでなく、栄養素についても表示してくれる物もあり、どんな栄養が不足しているのか確認することができます。そしてスマホはいつでも手元に置いておけるので、アプリなら「食べたらすぐ記録」できるというメリットもあります。

まずは「自分が毎日何をどれくらい食べているのか」知ることが、栄養バランスの取れた食生活への一歩です。食べていないのに体重が増えると思っていたのに、実はしっかりカロリーを摂っていた……ということが記録によってわかることもあります。

最初のうちは大変かもしれませんが、慣れてくるとそんなに難しいことではありません。

バランスの取れた食事内容にするためにも、食べた物を記録するようにしましょう。

3　糖分・添加物を控えて、バランスのよい食事を

摂るべき物は摂り、控えるべき物は控える

肌を健やかにするためには、必要な栄養をしっかり摂り、余計な物は控える必要があります。

体重管理のところでもお話しましたが、妊娠中はタンパク質、ビタミン、ミネラル類をしっかり取ることが大切です。野菜を中心に、肉や魚などの良質のタンパク質、そして炭水化物も適度にとる必要があります。

そして妊娠中、摂取を控えたほうがいいのは塩分です。塩分が多いとむくみも酷くなり、場合に

よっては妊娠高血圧症を発症するおそれもあるからです。

添加物も避けたほうがよいものの1つです。添加物が胎児に悪いかどうかには諸説ありますが、アレルゲンとなる添加物も多いため、できるだけ取らないようにする方が間違いありません。

「糖分」の取り過ぎには注意

また、糖質抜きはよくありませんが、糖分は控えるべきです。どちらも「糖」とつきますが、糖質と糖分は違います。

糖質とは、栄養学的に炭水化物から食物繊維を抜いた物を指します。一方の糖分とはすなわち「甘い物」です。

糖分を取り過ぎると簡単にカロリーオーバーになってしまいます。また血行のところでもお話したように、「砂糖」には「身体を冷やす」作用もあります。

塩分・糖分・添加物はお菓子や加工食品に多く含まれます。

つまり妊娠中は、お菓子や加工食品など、塩分糖分添加物の多い食品はできるだけ取らないようにすることが、何より大切だと言えます。

まだまだある、控えたほうがよい食べ物

この他、妊娠中に避けたほうがよい食物は食中毒のおそれがある生肉や生魚など火を通さない物、量を考えて取る必要があるのはマグロやメカジキなど、水銀を含んでいる魚です。火を通さない物は「身体を冷やす」食べ物なので、血行をよくするためにも食べないほうが間違いありません。

魚に含まれる水銀は、普通の食生活の範囲内であれば、大人への影響はほとんどありません。しかし胎児の神経系統に悪影響を与えるため、摂取量が決められているのです。

魚料理はヘルシーなメニューをつくりやすいのですが、妊娠中は青魚を積極的に摂るよう心がけ、しばらくの間はお寿司などマグロの刺身を使った料理は我慢したほうが間違いありません。

三大アレルゲンは摂取しても大丈夫

タンパク質で気になるのは、三大アレルゲンと言われる卵・牛乳・大豆の摂取です。中でも大豆に含まれるイソフラボンは女性ホルモンに近い物質のため、妊娠に悪影響があるかもと心配になる方もいらっしゃいます。

しかしこれらの食物は、母親にアレルギーがなければ特に控える必要はありません。また大豆のイソフラボンですが、サプリで大量に取るならともかく、食事で取る程度ならまったく問題ありません。最近の調査で、大豆製品は妊娠中の鬱状態を改善することがわかってきており、むしろ積極的に摂ることをおすすめします。

タンパク質としても大豆製品は良質かつ低カロリーなので、安心して召し上がってください。

ただし、何事も取り過ぎてはいけません。

同じ物をひたすら食べ続けるのではなく、できるだけ多くの食材を取るように心がけること。それがバランスの取れた食事にするために必要なことであると言えます。

4　皮膚のターンオーバーを正す睡眠

ターンオーバーとは

皮膚のターンオーバーとは、表皮の生まれ変わりサイクルを指します。

表皮は基底層、有棘層、顆粒層、角質層という層に分かれます。表皮細胞は一番下の層、基底層で生まれ、そこから時間をかけて表面の角層へ押し上げられます。

角層へ達した表皮細胞は、角化細胞となります。角化細胞は最後は垢となって剥がれ落ち新しい細胞と入れ替わっていきます。

これがターンオーバーのサイクルで、生まれてから剥がれ落ちるまでだいたい６週間ほどかかります。

このターンオーバーが乱れると古い細胞がいつまでも表皮に残り、新しい細胞と入れ替わることができなくなります。

その結果、肌のバリア機能が衰え、乾燥など肌のトラブルが引き起こります。

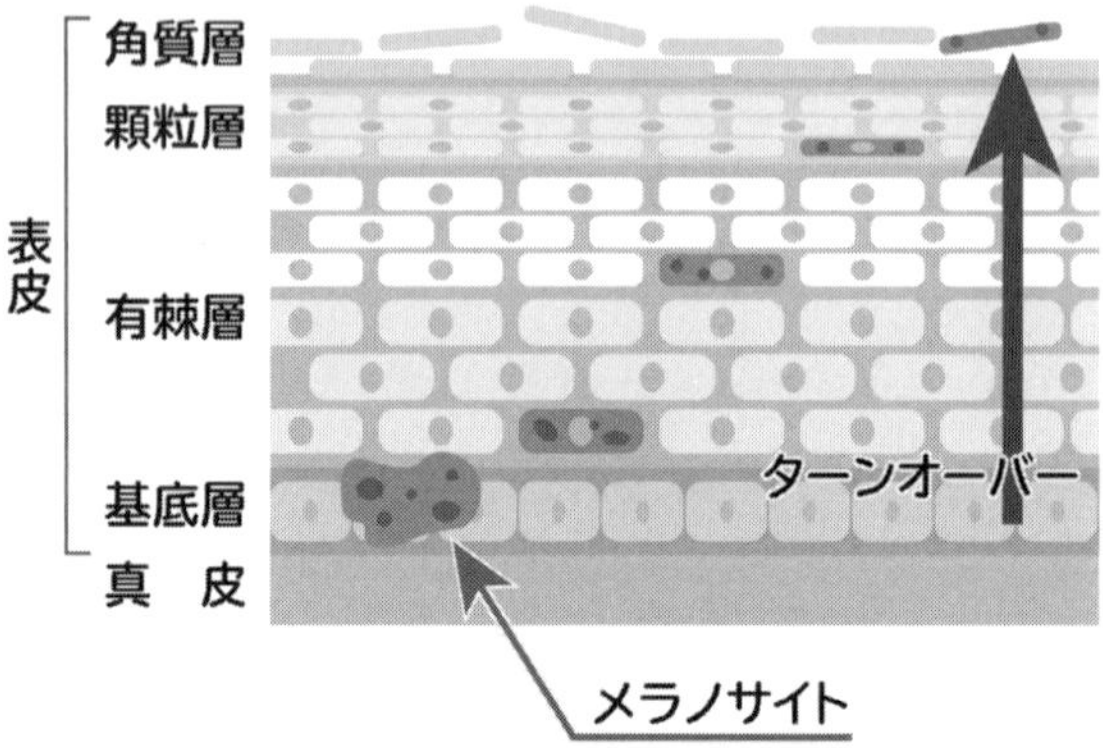

ターンオーバーのサイクルを正常な状態に保つには

肌を健康な状態にするためには、ターンオーバーのサイクルを正常な状態に保つ必要があります。

そのために必要なのは、睡眠です。肌のターンオーバーは睡眠中に起こります。睡眠が乱れるとターンオーバーのサイクルも乱れてくるのです。

睡眠中にターンオーバーが起こるのは、睡眠中に分泌される成長ホルモンが新陳代謝を促すためです。

この睡眠ホルモンが分泌されるのが22時から翌2時までだとよく言われます。そのため、この時間帯を「お肌のシンデレラタイム」と呼ぶ人もいます。

お肌のために、睡眠は絶対この時間に取らなくてはならないと思っている人も多いでしょう。

しかし、実際は、この時間帯に絶対寝る必要はありません。成長ホルモンは眠りについてから3時間の間に熟睡したときに分泌されるからです。

だから22時に横になったとしても、すぐに目が覚めてしまうような浅い睡眠状態でいると、いつまで経っても成長ホルモンは分泌されません。「お肌のシンデレラタイム」に寝たとしても、肌のターンオーバーが正常に起こらないために肌状態が悪くなるのです。

妊娠中は睡眠が乱れがちに

肌のターンオーバーのためには、眠りにつく時間ではなく、熟睡できる睡眠の質が重要になってきます。

しかし、妊娠すると、ホルモンバランスが原因で熟睡できなかったり、大きくなったお腹など身体の調子が原因で眠りが浅くなりがちです。

妊娠初期、眠り悪阻とも呼ばれるひたすら眠い時期があります。この眠い状態は逆に睡眠リズムを崩す原因となり、１日だらだらと眠いだけで、熟睡はできなくなります。

妊娠中期に入ると、今度はエストロゲンというホルモンの分泌が多くなるので初期と違い眠気は治まってくるのですが、今度は眠りが浅くなって不眠に悩まされる方が増えてきます。

後期になればなったで、大きくなったお腹が苦しくなって熟睡できなくなります。また、睡眠中にこむら返りを起こしやすくなるので、せっかく寝たと思ったら痛みで目が覚めるということも度々起こるようになります。

このように、妊娠中に良質の睡眠を取るのは大変難しくなるのです。

5　睡眠の乱れを解消するには

妊娠中はさまざまな理由で、熟睡ができなくなります。睡眠の乱れを改善するには、次のような方法が効果的です。

睡眠の質を改善するには

① 軽い運動など、昼間よく動くようにする

昼間の活動を増やして、睡眠リズムの乱れを正すようにします。体調が許せば、ヨガやウォーキングなどの軽い運動が効果的です。

悪阻で1日だらだらと横になっているのではなく、昼間はしっかり動くことを心がければ、夜、ちゃんと休めるようになります。

② ぬるめのお風呂に入ってリラックスする

ぬるめのお風呂は副交感神経を刺激し、眠りに就きやすい状態にしてくれます。熱い湯は逆に交感神経を刺激して目を覚ますだけでなく、心拍が急に上がって気分が悪くなるおそれがあります。またぬるめでも10分以上使っていると心拍が上がってくるので、長湯にならないよう注意しましょう。

③ 温かい飲み物でリラックスする

ホットミルクや生姜湯など、身体を温める飲み物を飲むと眠りにつきやすくなります。ハーブティーも睡眠前の飲み物に向いているのですが、妊婦は飲まないほうがよいハーブもあるので、注意が必要です。

④　寝る姿勢を工夫する

お腹が大きくなってくる後期は、同じ姿勢でじっとしていることが辛くなり、横になっても身体を休めることが難しくなります。

そこで枕やクッションを腰に当てたり、抱き枕を足の間に挟むと、姿勢が楽になり睡眠も取りやすくなります。

妊娠中は、姿勢を安定させるために、産後は授乳枕としてマルチに使えるものも市販されているので、いくつか買いそろえてみてもよいでしょう。

妊娠中の睡眠は工夫が大切

妊娠中の不眠はいろいろな原因が重なって起こるものですが、お腹の赤ちゃんのためにも良質な睡眠は重要になってきます。また、出産に備えて体力を蓄えるためにも、睡眠は非常に大切になってきます。

心身の安定を保つために少しでも熟睡できるよう、ここで紹介させていただいた方法をぜひ実践してみてください。

6　ストレスは肌にも悪い

ストレスもターンオーバーの乱れを引き起こす

強いストレスを受けると、血管が収縮したり免疫機能が低下したりします。その結果、肌のターンオーバーが乱れ、真皮層の線維芽細胞もコラーゲンなどの真皮成分を生成できなくなります。

ストレスがたまることで妊娠線ができやすい状態になってしまうのです。

妊娠中はストレスがたまりやすい時期

しかし、妊娠中はストレスがたまりやすい時期でもあります。

例えば、身体の変化や不調からくるストレス、食生活や運動、仕事などが制限されることから来るストレス、妊娠したことで変化する人間関係の不安から来るストレス、赤ちゃんの世話など産後の生活に対する不安から来るストレスなど、ストレス要因は挙げればきりがありません。

ストレスがたまると、影響は肌だけに留まりません。次にストレスによる主なリスクをご紹介します。

・赤ちゃんが情緒不安定になる

ママがストレスを感じていると、「コルチゾール」と呼ばれる副腎皮質ホルモンが母体で多く分泌されます。それが赤ちゃんの神経系の健全な発達を阻害することで、赤ちゃんの精神に悪影響を及ぼすことがあり、精神疾患や情緒が不安定となる可能性が高まります。

・早産の可能性が上がる

ストレスによって血管が収縮します。母体がストレスフルな状態だと、子宮収縮や血流悪化が起こります。胎児は母体の子宮に流れている血液から栄養を得るので、栄養が行く届かなくなることで発育不全による早産や低体重での出産の確率が高まってしまいます。

・流産リスクが増える

流産の代表的な要因が母体の過度のストレスといわれています。ママが多忙だったり、大きなストレスを受けることで、後期流産発生のリスクが高まってしまいます。

上手にストレス発散を

ストレスがたまりすぎて、身体に影響が出る前に、何らかの形でストレスを発散する必要があります。

ある調査によると､妊娠時に行ったストレス解消で一番多かったのが｢好きな物を食べる｣でした。

妊娠中は体重管理のため、食べたい物を我慢している人も多いでしょう。そこで「チートデイ」を1日つくって、食べたい物を思いっきり食べてストレスを解消する方法があります。

もちろん好きな物をひたすら食べ続けるのはよくありません。暴飲暴食は体重増につながるだけでなく、栄養バランスも崩れるので、妊娠線をつくりやすい状態になってしまうからです。

それを防ぐには「チートデイ」の後3日間で食事量を調整することです。「食べた物を帳消し」にすれば、体重や体型に悪影響がでることも防げます。

ストレス解消法はひとそれぞれありますが、時には感情を爆発させて胸の中にたまったものを吐き出すことも大切です。

大人になると、思いっきり泣いたり笑ったりする機会が少なくなってきます。しかし「泣く」という行為には自浄作用があり、「笑う」という行為には免疫力を上げる効果があります。また大声を出すことも、ストレスの発散になります。

映画や本で思いっきり泣いてみたり、動画を見て笑う、カラオケで大きな声で歌うなどで、内にこもっているものを吐き出してみてはいかがでしょうか。

また、子どもが生まれると、どうしても子ども中心の生活にならざるを得ません。1人で身軽なうちに、いろいろなところに出かけることもよいストレス解消になります。

産後しばらくは、自分のために使える時間が少なくなるので、趣味に没頭するという方法もあります。

とにかくストレスをためない、たまったら上手に発散することで、お肌の状態もよくなります。自分にあったストレス解消法を見つけて、肌環境よくするように努めましょう。

第9章　それでも妊娠線ができてしまったら

1　早めのケアが大切

早めのケアで悪化を防ぐ

ここまでいろいろな予防法をご紹介してきましたが、妊娠線は100％防げるものではありません。

どんなに頑張って予防したり、万全の対策をしても何らかのきっかけで妊娠線ができてしまうことがあります。

そうなってしまったら「もうだめ」と諦めることなく、「ここで食い止める！」と速やかに気持ちを切り替え、早めにケアすることで悪化してしまうことを防ぎ、妊娠線の状態をよくするようにしましょう。

妊娠線を放っておけば、下手をするとどんどん酷くなっていきます。早く気づいてケアをすれば、妊娠線の悪化を防ぎ、目立たなくすることができるのです。

私たちの皮膚には、自己修復能力があります。ちょっとした傷なら、跡形もなく綺麗に消えるのはそのためです。

しかし、ひどい場合は自己修復能力が追いつかず、傷跡が残ります。妊娠線も真皮に起こった断裂に、自己修復能力が追いつかずに起こるものです。

しかし早めのケアによって、自己修復能力を高めれば、妊娠線も目立たず綺麗にすることが可能となります。

基本のケアは予防と同じ

そのためにやらなくてはならないことは、基本的に予防ケアと同じです。妊娠線予防としてお話した①～④のケアを改めて行うのです。そうすることで真皮の再生力も上がり、妊娠線の症状も改善できるようになります。

ここで改めて妊娠線の予防ケアをおさらいしてみましょう。

妊娠線ができにくい状態にするには、

①　急激な変化を減らす
②　血行をよくする
③　お肌の柔らかさを保つ
④　お肌の健康を保つ

この4つです。

これらを繰り返し行うことで、悪化を防ぎ妊娠線の状態を改善することができます。この中でも特にやって欲しいことは血行をよくすることです。それによって真皮の再生力を上げ、妊娠線を目立たないようにしていくのです。

2　妊娠中は軽めの運動で血行をUP

とにかく血行をよくする

妊娠線ができてしまったら、とにかく血行をよくすることを心がけることです。それによって真皮の再生力を上げる必要があるからです。

血行をよくする方法については対策②でお話した通りです。さらに体調が許すのであれば運動をすることで血行をよくしていきましょう。妊娠中の運動に関しては対策①でもお話していますが、血行をよくする上で効果的な運動についてお話いたします。

足の筋肉を鍛えると血行もよくなる

ところで足は「第二の心臓」と言われているのはご存知でしょうか。

足の筋肉は歩くことで、足にたまった血液を心臓に返すポンプのような役割をするのです。つまり、足を使うことでより体内の血流がよりよくなり、新陳代謝を上げることができます。

妊娠線はお腹にだけできるわけではありません。太ももやお尻の部分など、下半身の脂肪が付きやすい部分にもできます。下半身の血流をよくするには、足の筋肉を使うことが一番効果的です。

足の筋肉を使う運動の中で、手軽にできるのがウォーキングです。

妊娠中のウォーキングは、体重管理だけでなく、妊娠線ケアにも効果があるのです。ただ、状態によってはウォーキングなどの運動が禁止される場合もあります。その場合、軽めのストレッチやヨガならしてもよいか、医師に確認してみるといいでしょう。運動量はウォーキングより落ちるので、身体の状態によっては医師の許可が出ることもあります。

また腹式呼吸をするだけでも血行がよくなるので、ストレッチやヨガもダメなときは意識してお腹で呼吸するようにしてみましょう。

足を伸ばしたり、刺激するだけでも血行は違ってきます。足を伸ばして座り、つま先を上下に動かすだけでも血行はよくなります。

“ツボ”の刺激は要注意

ただし、足の血行をよくしたいからと、安易に指圧などツボを刺激するのは止めましょう。ツボの中には子宮収縮を促進するものがあるからです。

また強く押したりもみほぐすと、肌へのダメージが起こる可能性もあります。

マッサージをするなら、対策③で説明したマッサージを行うようにしましょう。

無理のない範囲で運動を

血行をよくするためには、まずは軽めの運動を。運動が禁止された場合は対策②や③にある方法を試してみましょう。とにかく妊娠中は身体を第一に考え、無理をして動くことがないようにすることが大切です。

3 妊娠線の影に、別のトラブルが隠れていることも

それは妊娠線が原因ではないかもしれない

肉割れ・妊娠線は本来なら、痛くもかゆくもないものです。しかし、時々妊娠線が痒いと訴える妊婦さんがいます。それは妊娠線が痒いのではなく、妊娠線ができている部分が痒くなっているのです。

妊娠中は肌が乾燥しやすいので、少しの刺激でも肌が敏感に反応して痒みを感じる方が結構いらっしゃいます。そして妊娠線の部分は、皮膚が伸びて薄くなっている部分でもあるため、より乾燥しやすくかゆみが出やすくなっています。

しかし、妊娠線のかゆみの影に、別の病気が隠れていることもあります。妊娠中特有の皮膚疾患の中には、痒みを生じるものが少なくありません。

皮膚に痒みが生じる疾患とは

妊娠中、痒みを生じる疾患には次のようなものがあります。

①　妊娠性掻痒症

中期から後期に起こることが多く、全身の痒みを感じる疾患です。痒み以外、発疹などの異常がないのも特徴です。女性ホルモンのエストロゲンによるものとみられ、出産後に軽快します。

②　妊娠性痒疹

痒みを伴う発疹が、主に手や足に出る疾患です。ボツボツが出て痒い場合はこちらを疑いましょう。この疾患も多くは出産後に軽快します。

③　多形妊娠疹

手や足、妊娠線の近くに、少し盛り上がった赤みのある発疹ができます。初めての妊娠で多く見られる疾患です。発疹と痒みで、妊娠性痒疹と混同されがちですが、痒疹は妊娠初期に、多形妊娠疹は妊娠後期に発症します。

④　アトピー性皮膚炎の悪化

妊娠中はアトピー性皮膚炎がよくなる場合もありますが、肌の乾燥や発汗の影響で悪化することもあります。妊娠線がある部分にアトピーの症状が出ていると、アトピーとは思わずに「妊娠線が痒い」と感じることがあります。

このように、妊娠線の痒みには別の皮膚疾患が起こっている可能性があります。そしてこれらの疾患は、妊娠線がある部分のみならず、全身に症状が出ることも多くあります。

このような状態になったら迷わず受診して、専門医に相談するようにしてください。

4　産後はヨガや体幹トレーニングでしっかり身体を動かす

しっかりした運動は産後1か月を過ぎてから

産後は後産の痛みや悪露、慣れない赤ちゃんの世話などで母体は大変な状態にあります。そのため産後1か月間は、できるだけ安静にする必要があります。だいだい6週間前後で子宮の状態が戻るので、そこからは負荷がかかる運動もできるようになります。

たるんだお腹が気になって、産後すぐに激しい運動を行うと、悪露が酷くなり場合によっては大出血を起こす危険もあります。子宮が戻るまでは無理をせず、それまではいわゆる「産褥体操」など無理のない範囲でゆっくり身体を動かす程度にしましょう。

産褥体操は助産師さんや母親学級などでも教わるかと思いますが、出産のダメージが残る身体の回復に効果があります。産後1日目からでき、血行をよくして緩んだ骨盤の戻りを促します。簡単な運動ですが、妊娠線改善にもよい運動なので是非やってみてください。

1か月過ぎたら、ヨガやエクササイズ

悪露が治まり、子宮の状態が戻ったらしっかり運動ができるようになります。

産前、マタニティーヨガをやっていた方は、産後もヨガを続けることをおすすめします。自宅で

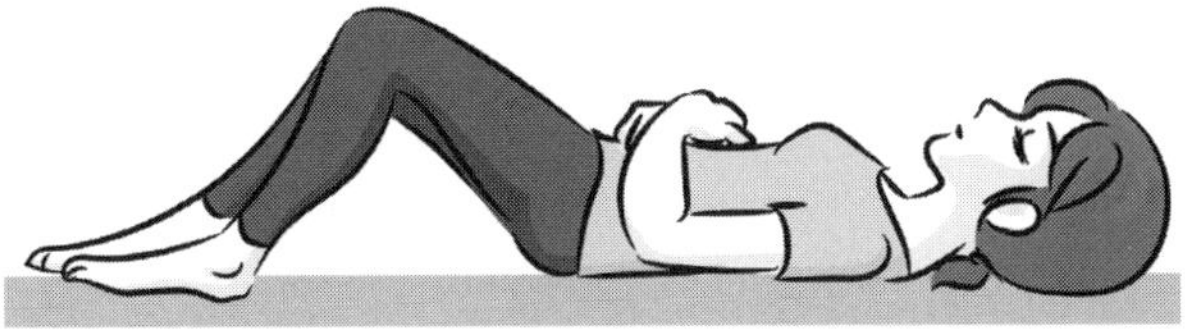

もできるヨガもありますが、できれば産後ヨガ教室に通うといいでしょう。赤ちゃんと一緒に参加できる教室もあり、気分転換や情報交換の場としても使えるからです。

もちろん、妊娠中は身体の状態で禁止されていた方も、出産後は問題なくヨガができます。妊娠中、やりたくてもやれなかった方は、産後ヨガでリベンジしてみてください。

安静の必要がなくなるので、自宅でもしっかりめのエクササイズもできるようになります。

簡単にできるエクササイズ

簡単にできて効果的なのは「スクワット」です。下半身の血流がよくなり、お腹だけでなく太ももやヒップにできた妊娠線へのケアにもなります。

スクワットのやり方は、次のとおりです。

① 足を肩幅より少し広めに開きます。つま先は少し外側、逆ハの字になるようにする

② 椅子に座るようなイメージで、お尻を真下に落とすように膝

を曲げます
③　太ももと床が平行になるまで膝を曲げ、腰を落とします
④　③の状態になったら、膝を軽く曲げた状態になるまで戻します
①～④を1回とし、だいたい10回を1セットとして行います。できれば3セットぐらいが理想ですが、絶対というわけではありません。無理なくできる範囲で行いましょう。
スクワットをやっている間は、息を止めないことです。①～③で息を吸い、④で息を吐くようにします。

背筋は伸ばして、猫背にならないように、また膝が内側に入らないように注意しましょう。

スクワットは下半身を鍛えるだけでなく、腹筋にもよいので、妊娠線だけでなくたるんだお腹の回復にも効果的です。特に道具も準備もなくできる運動ですので、ちょっと時間が空いたときに、ぜひやってみてください。

「プランク」で簡単体幹トレーニング

体幹を鍛えるには「プランク」もおすすめです。プランクは身体を板のようにして静止状態をキープするトレーニングなので、自宅でも簡単にできます。

プランクのやり方は、次のとおりです。
①　両肘を床について、うつ伏せになる

②　踵を持ち上げてつま先で床に着いた状態にする
③　頭の先から足元まで一直線になるように姿勢をキープする

これだけなので、とても簡単です。30秒キープを1セットとして2〜3セットが目安ですが、最初のうちは30秒キープも難しいかもしれません。こちらも徐々に時間や回数を増やすようにして、無理のない範囲で行うことが大切です。

ほとんど動きがないので、眠っている赤ちゃんの横でも安心してできます。こちらもちょっとした空き時間でできるので、何かと忙しい産後でも続けやすい運動の1つです。

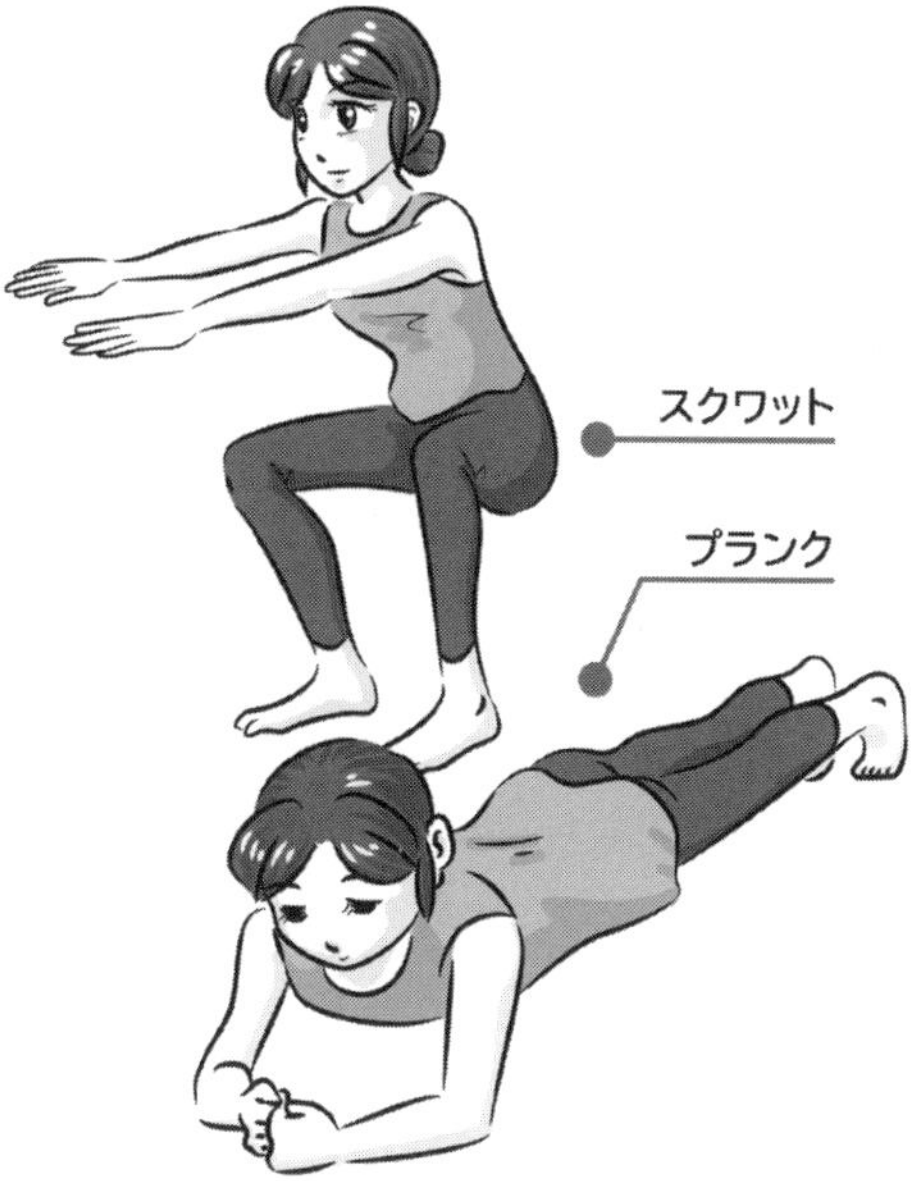

産後の運動は体力や状況に合わせて、無理をしない

産後は妊娠中と違ってしっかり運動できる一方で、生まれたての赤ちゃ

んのお世話に忙殺される時期でもあります。

無理してガッツリ運動するのではなく、自分の体力や状況に合わせて身体を動かすようにしましょう。毎日少しずつ体を動かすだけでも大丈夫です。大切なのは続けることです。続けることで、新陳代謝も上がり妊娠線の状態もよくなってきます。

5 産後におすすめの血行をよくする食べ物

産後は妊娠中よりも食生活に注意が必要

産後は妊娠中より摂取カロリーが増えます。活動量が増えるだけでなく、自分の食べた物が母乳となって、赤ちゃんの栄養にもなるからです。母乳のみで育てた場合、食べても食べても太らず、むしろ痩せたという方もいるぐらいです。それだけ消費するカロリーが増えるのです。

そして産後は妊娠中よりも食べ物に気を付ける必要があります。

妊娠中も産後も、赤ちゃんはお母さんが摂取した栄養を分けてもらって成長をします。しかし妊娠中は胎盤というフィルターが、有害な物をブロックしてくれていましたが、産後はお母さんの血液がそのまま乳腺を通って「母乳」となります。

つまり、お母さんが食べた物がそのまま赤ちゃんに行ってしまうと考えていいのです。

そのために授乳中の食事は妊娠中以上に注意しなければなりません。

しかし、産後は赤ちゃんの世話で忙しくなり、ゆっくり料理する時間も食べる時間もないという方も少なくありません。でも、時間がないからとレトルトやインスタント食品に頼ると栄養が偏ってしまいます。

そこで、忙しい中でも簡単に食べられ、血行をよくする食べ物を紹介しましょう、

簡単でしっかり栄養が取れる産後におすすめの食べ物

① けんちん汁／豚汁

具材とくに根菜がたくさん入ったけんちん汁や豚汁は、身体を温め血行をよくします。ショウガや唐辛子を入れるとより効果的に身体が温まります。具だくさんなので、忙しいときはこれとおにぎりがあれば何とかなるくらい、栄養も摂ることができます。

野菜を用意するのが大変なときは、冷凍野菜や乾燥野菜を使ってつくるという方法もあります。冷凍野菜や乾燥野菜は、栄養価を損なわず長期保存ができるので、料理の時短になります。またカット野菜と違って保存料などの添加物の心配もありません。

時間に余裕があるときに、自分で買ってきた野菜を冷凍保存する方法もあります。

② 鍋料理

鍋も簡単かつ身体の温まる料理です。具材を用意するだけで調理する手間がほとんどないので、台所に立つ時間も短縮できます。

シメで全部食べきらず、残った汁で翌日雑炊やうどんをつくると1食つくる手間も省けます。〝ずぼら〟になりたいときは、鍋物が一番おすすめです。

③　グラノーラ

グラノーラに入っている乾燥果物は身体を温める食べ物と言われています。調理の必要もないので、忙しいときには本当に便利な食べ物です。

添加物など気になる方もいるかもしれませんが、オーガニック素材のグラノーラもあるので、自分が納得できるものを選ぶようにしましょう。

ヨーグルトと一緒に食べると、栄養バランスがアップします。

産後はつくり置きや常備できる物を活用して

肌の状態をよくするためにも、産後もバランスの取れた食事を取ることが大切です。偏った食事は肌の状態を悪化させる原因にもなります。忙しい中でも、栄養バランスの取れた食事を取るためには、つくり置きができるものや、グラノーラのようにさっと食べられて栄養バランスがよい物が大変便利です。

つくれるときにたくさんつくって冷凍保存する方法は、離乳食が始まっても役に立ちます。つくれるときにつくる、食べられるときに食べるで十分ですので、栄養のバランスだけは崩さないように心がけましょう。

第10章　間違ったダイエットは肉割れのもと

1　急激な体型変化は肉割れやたるみを引き起こす

肉割れも妊娠線もできる原因は同じ

ここまで妊娠線についてお話してきましたが、ここからは肉割れについてお話します。

肉割れ・妊娠線も同じ真皮層の断裂で、妊娠中にできた物を妊娠線と呼ぶだけで基本は同じ物です。

妊娠線ができるのは、妊娠に伴って体型が急激に変化するからですが、肉割れも同じように急激な体型変化が原因となり、真皮層が裂けることで起こります。

つまり、肉割れも妊娠と同じように、急激に太るとできます。しかし、妊娠線と違い、急激に痩せても肉割れができることがあります。

肉割れは急激に痩せたときにできることもある

痩せてもできるというのは、意外に思われる方もいるかもしれません。

肉割れは急激に伸びる表皮に、真皮層が付いて行けずに避けてしまうことで起こります。とすると、痩せれば皮膚は伸びないで縮むはずです。肉割れはできるはずはないだろうと考えたくなります。

しかし、実際は違います。

痩せるためには、食事に気をつけるとともに運動も必要だということは、もう常識といってよいでしょう。

そしてダイエットのために運動をすると、自然に筋肉がつきます。筋肉が付いた部分は皮膚が伸びるのですが、その部分に肉割れが起こることがあるのです。

筋肉がつくことで起きる肉割れは、運動する習慣がなかった方が急に激しい運動をすることでも起きることがあります。

身体を急激に動かすことで、その動きに皮膚が追いつかず、真皮に断裂が生じることがあります。この場合は体型に関係なく肉割れができます。

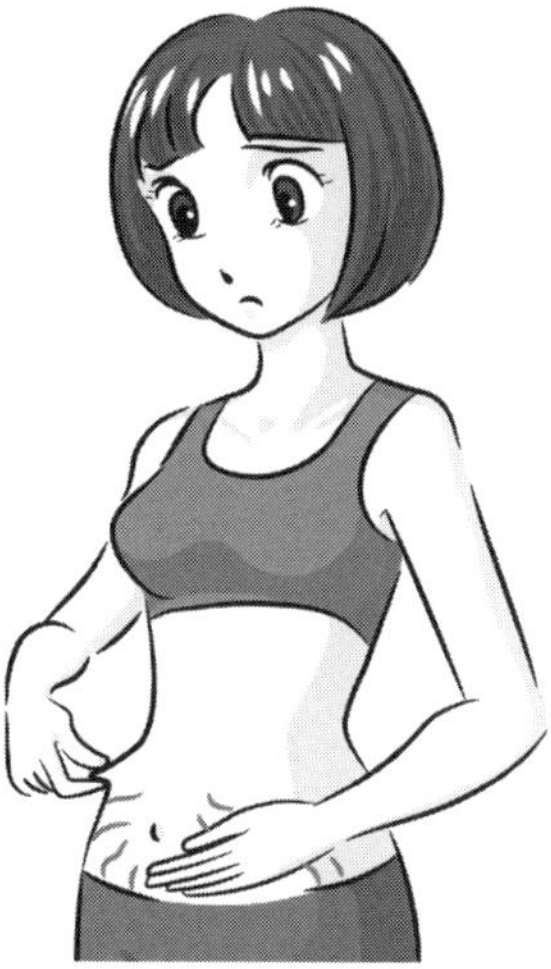

つまりダイエットをした場合、筋肉がついたことで起こる肉割れと、急激に身体を動かしたことによる肉割れができる可能性があるのです。過度なダイエットで栄養が偏っていると、皮膚は柔軟性を失って肉割れができやすい状態にもなります。

急激なダイエットは逆効果

要するに妊娠線や肉割れができたからと言っ

て急激にダイエットをすると、更に新しい肉割れをつくりだすおそれもあるのです。急激なダイエットで起こる肌トラブルは肉割れだけではありません。急に痩せることで、脂肪のあった部分に皮膚だけが残ります。それが〝たるみ〟です。二の腕やお腹がヒダのようになってしまうのです。

綺麗になりたくてダイエットをしたはずなのに、間違ったダイエットによって肉割れやたるみをつくって、かえって醜い状態にしてしまう可能性があるのです。それを防ぐには、急激な体型変化を避けるほかありません。

肉割れやたるみを防ぐには、徐々に痩せることとともに、必要な栄養をちゃんと取って、肌のコンディションをよい状態に保つことです。

2　食事制限で栄養が偏っても肉割れになりやすい

間違った食事制限は肉割れのもと

ダイエットの元々の意味は「規定食」。何かのために習慣的に摂る食品のことを指していました。そこから健康や美容、肥満防止や減量のために食事を制限することを指すようになり、今では「ダイエット」といえば「減量のための方法」を指すようになりました。

もともとは「食」を指す言葉だけあってか、「〇〇ダイエット」という言葉を探すと、糖質抜きダイエット／断食ダイエット／リンゴダイエット／豆乳ダイエット／朝食抜きダイエット／寒天ダイエット／唐辛子ダイエット／黒酢ダイエット／バジルシードダイエット／こんにゃくダイエット／おからダイエットなど食事制限系のダイエットが数多く見つかります。

この食事制限系のダイエットの一番の問題点は栄養が偏ることです。

栄養が偏ると、皮膚の再生に必要な栄養が足りなくなります。その結果ターンオーバーが乱れ、皮膚が乾燥しやすくもなります。乾燥すると柔軟性も失われるので、肉割れができやすい状態になります。

さらに真皮成分をつくりだす材料も減るので、真皮層が脆く裂けやすくなります。そして裂けても自己修復する力がないので、酷くならなくてもそこからよくなることはありません。

そのような状態で体型変化が起こると、簡単に肉割れを起こしてしまうのです。

過激なダイエットは「綺麗」に痩せない

痩せるために食べない、というのは手っ取り早い痩せ方です。しかし、その結果たるみや肉割れなど、そう簡単には解消できない皮膚の問題が発生してもよいのでしょうか。

夏までに水着を綺麗に着たいからと無理なダイエットをし、たるみや肉割れを起こしてしまったら、誰でもダイエット前のほうがましだったと思うのではないでしょうか。

また、過激な食事制限ダイエットは、リバウンドもしやすくなります。リバウンドした場合、痩せにくいというのは常識ですが、皮膚が短期間で大きく伸縮するので、肉割れやたるみもできやすくなります。

ダイエット前とサイズは変わらないのに、痩せて太ったら肉割れができてしまった、ということすらあり得ます。

綺麗に痩せるために必要なことは、急に痩せないことです。そしてカロリーを控えながらも栄養バランスが取れた食事にすることです。この点に注意することができれば、リバウンドもしにくいダイエットを行うことができます。

3　少しずつ痩せるには

理想的な痩せ方とは

綺麗に痩せるには、1か月で5kg・10kg痩せるような過激なダイエットは行わないことです。

では理想的な痩せ方というのはどういうものなのでしょうか。

それには、正しいペースで減量をすることが大切で、次のような手順で進めます。

まず自分の適正体重を調べ、目標体重を設定します。

妊娠線対策①でもBMIの話をしましたが、BMIが18・5〜24・9の範囲内が適正体重です。（BMI＝体重（kg）÷身長（m）の二乗）

BMIが18・5未満にならないように目標体重を定めます。

例えば、身長160㎝の場合、BMIが18・5とすると体重は47・36kgになります。この身長の方は、これ以上痩せると痩せすぎとなってしまいます。

目標体重が決まったら、次は痩せるペースです。

1か月に無理なく痩せる範囲は1～2kgが目安です。これ以上のペースだと筋肉量の低下や水分量の変化が起こっている可能性があり、リバウンドする原因になります。

この適正ペースを元に今度はダイエット期間を決めます。

体脂肪は1kg7200㎉なので、1か月に1kg痩せる場合、1日に減らすカロリーは240㎉となります。（2kgの場合は480㎉）

この分を食事と運動で減らしていくことになります。

最初の1か月は準備期間

いきなりダイエット生活に入ると、やり過ぎてしまったり途中で挫折してしまったりするので、最初の1か月は準備期間として生活習慣や食生活を整えるようにするといいでしょう。バランスのよい食事を取り、摂取カロリーを減らし、運動する習慣を付けるようにするのです。

1日に240㎉減らせというのは、いきなりではかなり難しいことです。そこでまずは食生活を見直し〝取り過ぎている〟カロリーを減らすためには何をしたらよいのか、ダイエット生活に身体を慣らせるのです。

食生活と運動を見直すには、ダイエットアプリが便利です。アプリを使うと自分が1日にどれくらいのカロリーを摂取しているか、どれくらいのカロリーを必要としているかを簡単に調べられます。

記録も簡単なので、自分が今、どれくらいダイエットができているか簡単にわかるようになります。

運動も、最初のうちはストレッチや普段の生活で歩く距離を増やすなど、ちょっとしたことから始めるのが長続きのコツです。身体が運動になれてきた頃合いを見計らってから、筋トレやウォーキングなど、本格的に身体を動かすようにしましょう。

「痩せる」から「太らない」生活習慣へ

ダイエットを長続きさせるためには、停滞期に入ってもめげずに続けることです。アプリなどで記録を付けていれば、トータルで確実に成果が出ていることもわかるので、それを励みにダイエットを続けるようにしましょう。

このダイエットを続けることで〝痩せる〟だけではなく〝太らない〟生活習慣を得ることができます。

そして運動することで血行や新陳代謝も上がるので、筋肉が付いていても肉割れを起こしにくくなります。

肌の状態もよくなるということは、綺麗に痩せているということです。

1か月で10kg痩せというような、過激なダイエットは、肉割れとたるみ、リバウンドしやすい身体が残るだけで、審美的な面からもあまり有意義とは言えません。

肉割れを防止し、綺麗に痩せるためにも、少しずつ体重を落とすようにしましょう。

4　肉割れ防止も妊娠線防止も基本は同じ

4つの対策で肉割れを防止する

ここまで読んでお気づきの方もいるかもしれませんが、肉割れを防止する方法は、妊娠線を防止する方法と全く同じです。もともと同じ原因でできるものなので、当然と言えば当然なのですが。。。

肉割れを防止するために行うことは、妊娠線の対策法と同じ。

①　急激な変化を減らす
②　血行をよくする
③　お肌の柔らかさを保つ
④　お肌の健康を保つ

この4つです。これらをきちんと行うことができれば、ダイエットによる肉割れを防ぐことができます。

ストレスも大敵

ダイエット中は、妊娠線と同じようにストレスもよくありません。「痩せなきゃ」「また太った」「全然痩せない」など、ダイエット中はいろいろな不安やストレスが出ます。そしてストレスは血行を悪化し代謝も悪くなるので、肉割れもできやすくなりますし、痩せにくくもなります。

「痩せなきゃ」と焦れば焦るほど、痩せにくくなるというのは、何とも皮肉な話です。

だからこそ、上手に痩せるためには、時々は息抜きすることも大切です。

ダイエット中でも、宴会やパーティー、お祝い事など、特別なときは特別な料理を楽しんでもまったく構いません。オーバーしたカロリーは、3日以内に調整すれば、脂肪として身体に付くことを避けられるからです。外食も同じように、3日以内に帳消しにできれば問題ありません。

あまり自分を追い込まず、「後で何とかなる／できる」と気楽に考えるのが成功の秘訣となります。

そして健康的な食生活をしていると、不思議なことに身体に〝悪い〟物は欲しくなくなってきます。

砂糖断ちをした人から聞いた話なのですが、砂糖を断った最初のうちは、とにかく甘い物が欲しくて仕方がなかったそうです。しかし気がついたら砂糖はまったく欲しくなくなり、今では甘い物は一切食べたくなくなったそうです。

無理をしないで、時々息抜きをすること。そしてバランスの取れた食事と運動で太りにくい身体をつくること、これが肉割れを起こさないダイエットのコツとなります。ダイエットの成功の秘訣は時間をかけてコツコツ進めること、これに尽きるのです。

第11章　肉割れの原因はまだまだある

1　思春期や成長期は肉割れを起こしやすい

10代は肉割れを起こしやすい

肉割れ・妊娠線は急激な体型変化が引き金になり、肌の状態も影響して起こるものです。体型変化と言えば、太ったり痩せたりと言ったことがイメージできます。しかし肉割れはそれ以外の理由からできることもあります。

例えば、思春期や成長期は肉割れができやすい時期として知られています。

そしてダイエットによる肉割れや妊娠線と違って、思春期・成長期の肉割れは防ぐことが難しいものでもあります。

子どもの皮膚は柔らかいので、本来なら肉割れができにくい状態です。しかし第二次性徴や成長期を迎える10代になると肉割れを起こしやすくなります。

傾向で言うと、女の子は第二次性徴による変化、男の子は成長期に伴う急激な身長の伸びで肉割れを起こすことが多いようです。

女の子は、第二次性徴に伴って、胸や腰が膨らみ丸味のある体つきになります。肉割れもその変化に伴って胸やお尻、太ももなどにできやすくなります。

男の子は身長が急激に伸びるため、足―特に太ももやふくらはぎに肉割れができやすくなります。

またこの時期は部活動などで運動量も増えます。その結果、筋肉が付くことで腕などにも肉割れが発生することがあります。

生活習慣も原因になる

そして中高生は、部活動や勉強などで睡眠が不足しがちになります。睡眠は肌の代謝をよくするために必要不可欠なものであることは、妊娠線対策④のところでもお話したとおりです。

この世代は良質な睡眠が取れないために皮膚のコンディションも肉割れができやすい状態になっています。

さらに女の子の場合、変化する体つきを〝太った〟と感じることで、ダイエットを始める子も少なくありません。間違ったダイエットは栄養不足を招き、これも肉割れをつくりやすくなる状態の原因となります。つまり思春期や成長期のお子さまには、できる原因があって、できやすい状態になっているのです。

2　10代の肉割れケアとは

肉割れのケアには親の協力が大切

10代のお子さまは、肉割れができやすくなっています。そして親の気づかないうちに肉割れができていたということも多々あります。

しかし、お子さま自身は、それが何でどうしてできるのかという、正しい知識を持っていません。

また母親に妊娠線の知識はあっても、子どもの肉割れに対する知識までわかっていない方も少なくありません。そのため知らぬ間に肉割れを悪化させたり、適正なケアをしないまま醜い跡を残してしまうことになってしまいがちです。

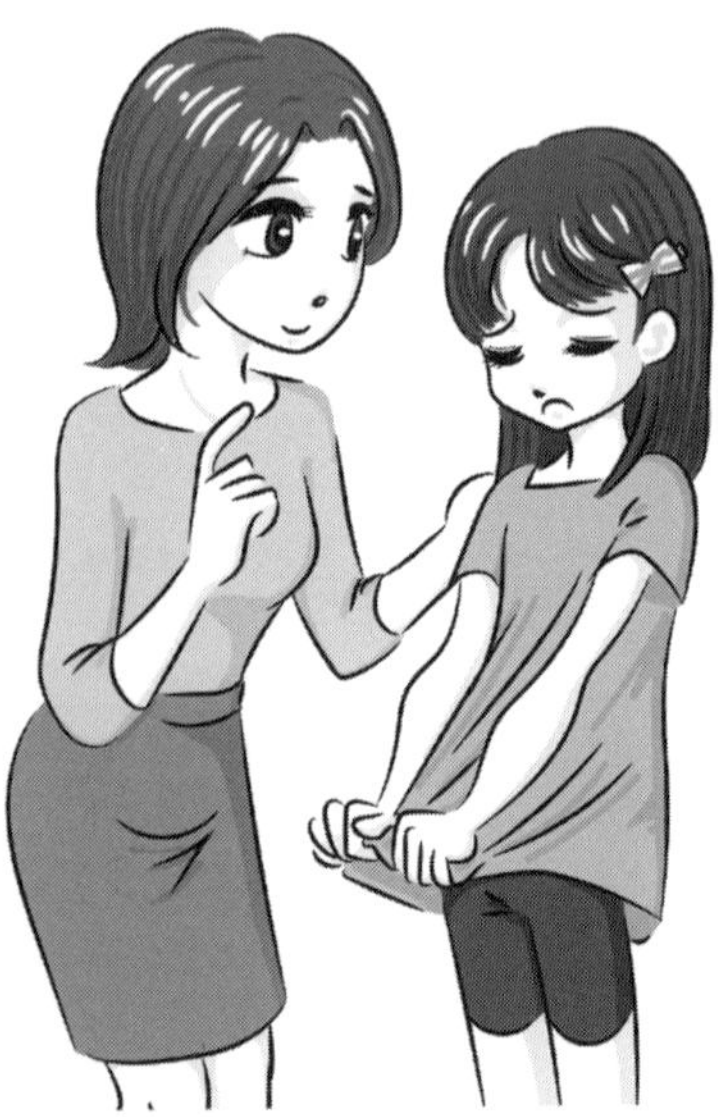

外見を気にする年頃にとって、この肉割れは精神的にも大きなダメージとなり得ます。
しかし成長を止めることはできないので、防止することもなかなか難しいのも事実です。
できるだけつくらないようにすることと、できたら悪化させないようにするためには、親御様の力が必要になってきます。

「保湿」と「肉割れチェック」を

10代の肉割れには、2つの方法が有効で

す。

1つは「保湿ケア」。もう1つは「肉割れチェック」です。

まず保湿ケアです。保湿をすることで、乾燥を防いで肉割れができにくい状態にすることができます。

思春期になると皮脂の分泌が盛んになるので、インナードライの状態になりがちです。入浴後の、余分な皮脂が落ちた状態でしっかり保湿することが大切です。保湿を適切に行うことで、過剰な皮脂の分泌を抑え内側の乾燥を防ぐことができます。

しかし、10代ともなると乳幼児期と違ってお風呂上がりにお母さんが身体にクリームを塗ってあげるということは当然難しくなります。脱衣所や洗面所などに保湿クリームなどを置いて自分で塗るように声をかけるとよいでしょう。

塗り方などのアドバイスは、反抗期でもあるので、素直に聞いてくれないかもしれません。しかし、必要なことはちゃんとわかってくれるはずです。何より本人が気にしているはずなので、ちゃんと塗ってくれるはずです。

保湿用のクリームやオイルの選び方は、対策③で説明したものと同じで問題ありません。できれば専用のものがよいのですが、明らかに「妊娠線」と書いてあると、10代の男の子は反発するかもしれません。そういうときは、ココナッツオイルやホホバオイルなど、難しい年頃でも抵抗なく使えるものを選んであげましょう。

「肉割れチェック」で親子のコミュニケーションを

もう1つできる対策は「肉割れチェック」です。

背中やおしりなど、鏡を使わないと見えないような場所に肉割れができると、気づかないまま悪化してしまうことがあります。気がついたら、一面にびっしり肉割れが……なんてことにならないように、親御様がチェックしてあげるようにしましょう。

そして少しでも肉割れの前兆を感じたら、その部分を入念にケアします。それによって、取り返しが付かないほど酷い肉割れを防ぐことができます。

思春期ともなると恥ずかしがってなかなか見せてくれないかもしれませんが、コミュニケーションの一環としてチェックしてあげてください。

3　過度なスポーツも肉割れの原因に

筋肉がつくことで肉割れになることも

思春期の肉割れでもお話しましたが、筋肉が付くことでも肉割れができます。筋肉の付きやすい場所、特に脂肪も筋肉も付きやすい部位は、肉割れができるリスクも高くなります。また大きな筋肉があるところも、筋肉の増大よって皮膚が引っ張られやすいので、肉割れに注意が必要です。

特にもともと痩せ型な人や筋肉質な人は、ちょっとしたことで肉割れができやすくなっているので注意が必要です。

痩せ型や筋肉質な人は、皮下脂肪が少ないために皮膚が薄く硬くなる傾向があります。皮膚の柔軟性や伸縮性、弾力性が乏しいために、少しの刺激でも肉割れを起こしやすくなっているからです。

具体的にできやすい部位を挙げると、太ももや二の腕などです。お尻にも脂肪が多いので大臀筋など臀部の筋肉を鍛えたときに、肉割れが起こる可能性も高くなります。

皮膚の状態が悪いと肉割れもできやすくなる

筋肉が増大する原因は、過度な筋トレやスポーツなどで筋肉を鍛えるからですが、筋肉がついたからと言って、全部が全部肉割れになるわけではありません。

肉割れになるかならないかの大きな分かれ道は、皮膚の状態にかかっています。

肉割れを起こしやすい肌は、柔軟性や弾力のない状態です。真皮層が脆くなっているので、ちょっとしたことで裂けてしまい、肉割れとなってしまいます。

そのため、見た目はほっそりしていても、肌の状態が悪いと簡単に肉割れが起きてしまいます。

また屋外で行うスポーツは、屋内で行うスポーツよりも肉割れのリスクは高くなります。外で活動する時間が多ければ多いほど、紫外線による肌ダメージが大きくなるからです。

紫外線のうち、ＵＶ－Ａは真皮層へダメージを与えます。ＵＶ－Ｂは季節や時間等で線量が変わってきますが、ＵＶ－ＡはＵＶ－Ｂに比べると変動は少なく、さらに浴び続けることで影響も蓄積していきます。

その結果、同じ運動量、筋肉量でも屋外でスポーツする人のほうが肉割れを起こすリスクが高くなるのです。

紫外線によるダメージを防ぐには、こまめに日焼け止めを塗るのが一番です。練習前に塗ったとしても、汗で流れ落ちて効果が落ちるので、途中で塗り直す必要もあります。練習に夢中になって、紫外線ケアをおろそかにしないように注意しましょう。

また紫外線は肌の乾燥の原因にもなります。練習後の保湿などにも気を遣うようにしましょう。

4　治療によって肉割れが引き起こされることも

合併症や治療の副作用で肉割れに

肉割れは、他の病気の合併症や治療の副作用として現れることもあります。

肉割れを起こす病気としては「クッシング症候群」「マルファン症候群」「糖尿病」などが挙げられます。またステロイド剤の使用によって肉割れを起こすこともあります。

ステロイド剤は炎症を鎮めたり免疫を抑制する作用があるので、幅広い疾患に使われています。しかし、副作用として肉割れを起こすこともあるのです。

真皮層に断裂が起こる原因の1つに、ステロイドが線維芽細胞の増殖とコラーゲンの生成を抑制することがあると考えられています。ステロイド剤を使用することで、真皮内のステロイド濃度も上昇します。その結果、線維芽細胞の数が減って、真皮の主成分であるコラーゲンも少なくなります。コラーゲンの少ない肌は、もろく裂けやすくなるのでちょっとしたことで、肉割れができてしまうようになります。

またステロイド剤を服用したときの副作用で、肥満になることがあります。治療が終わり、服用が中止されると肥満状態は解消されるので、治療のたびに太ったり痩せたりを繰り返すことになります。その結果、皮膚のあちこちに肉割れができてしまう方も少なくありません。

病気理由の肉割れは予防が難しい

これら病気による治療は、他と違い予防が大変難しいものです。肉割れをつくりたくないからと、治療を拒むことはできません。そして安易にステロイド剤の使用を中止すると、症状が悪化することもわかっています。

ステロイド剤を使いたくないときは、代用できる非ステロイド剤があるのか医師に相談の上、徐々に使用量を減らす必要があります。代用できる物がない場合は、引き続きステロイド剤を使って治療することになります。

病気が理由となる肉割れの予防はほぼできません。治療が終わるまでは肉割れができやすい状態になるので、まずは治療を最優先させます。

そして肉割れの対策は、できてしまったら悪化させないようにすることが中心になります。保湿や血行をよくする、栄養バランスの取れた食事にするなどです。

ヒドいときは美容皮膚科の専門医に相談を

病気が理由になる肉割れは、他の理由でできるものよりも状態が悪い物を多く見かけます。また治療などで思うようなケアができないことも事実です。

そのようなときは、自分で何とかしようと無理をするのではなく、美容皮膚科の専門医に相談の上、肉割れの治療を始めることをおすすめします。もちろん、原因となった病気の治療を優先する必要があるので、完治もしくは症状が落ち着いているときに始めるなどタイミングも必要になってきます。

しかし、酷い肉割れで悩むのであれば、しっかり治療したほうがよいと思います。病気の治療で気持ちが落ち込み、酷い見た目でも気持ちが落ち込むのであれば、見た目は改善できるからです。しっかり治療することでＱＯＬ向上にも繋げていただきたいと思います。

病気による酷い肉割れで「治ることはない」と諦めていた方も数多く当院に来院され、当院で治療することでよくなっています。とにかく諦めることなく、専門医に相談し、正しい治療を受けていただきたいと思います。

5　血行をよくし、栄養バランスを見直すことが大切

基本のケアで悪化を防ぐ

どんな理由であれ、肉割れができた場合のケアは妊娠線のケアと同じです。何度も繰り返しになりますが、

①　急激な変化を減らす
②　血行をよくする
③　お肌の柔らかさを保つ
④　お肌の健康を保つ

次の４つを実践することが何より大切です。

内側からのケアをしっかりと

しかし、肉割れが起こる原因の中には①を行うことが難しい物がいくつかあります。その場合は②、③のケアをできる範囲でやるようにしましょう。

中でも血行をよくすることと、食事の栄養バランスを見直すこと、この内側からのケアをしっかり行って欲しいと思います。

皮膚に問題があると、どうしても表面のみに気を取られ、表面のケアのみで終わってしまいがちです。しかし、肉割れ・妊娠線の問題が起こっている部分――真皮層は表面からのケアだけでは十分ではありません。

真皮層は内側からのケアが何より重要なのです。

真皮層にある線維芽細胞がコラーゲンなどの真皮成分を生成することで、肌には張りと弾力が生まれます。この線維芽細胞がしっかり働くためには、血行をよくする必要があります。そしてコラーゲンをつくりだすためには、材料やつくりだすエネルギー源となるバランスの取れた食事をしっかり取ることが必要になってきます。

多くの方は、このことを知りません。そのためにかえって肉割れを悪化させてしまうこともあるのです。

コツコツ積み上げることで結果も変わる

肉割れ・妊娠線は1日でよくなる物ではありません。①〜④の対策法をコツコツ積み上げることで、状態をよくすることができるのです。そしてこの①〜④をやるとやらないでは、まったく結果が違ってきます。

肉割れ・妊娠線で悩んだら、後悔する前にまずこの対策法をやってみることを強くおすすめします。

第12章

肉割れ・妊娠線はここまで治る！
肉割れ・妊娠線治療の最前線から

自分ではどうすることもできない状態になっても、まだ大丈夫

肉割れ・妊娠線の治療に期限はない

肉割れ・妊娠線は何よりも〝つくらない〟、できる前に〝予防する〟ことが大切です。だからこそ本書では日常生活の中で自分自身でできる肉割れ・妊娠線の予防法を中心にお伝えしてきました。

改めておさらいとなりますが、

① 急激な変化を減らす（第5章参照）
② 血行をよくする（第6章参照）
③ お肌の柔らかさを保つ（第7章参照）
④ お肌の健康を保つ（第8章参照）

の4つがここまで提唱してきた予防法となります。

4つとも誰でも無理せずにできる方法ですので、ぜひ実践してみていただきたいです。内容を忘れてしまった方はもう一度、読み返してみてください。

しかし、どんなに気を付けていても、どんなに頑張っても、肉割れ・妊娠線ができてしまうときもあります。

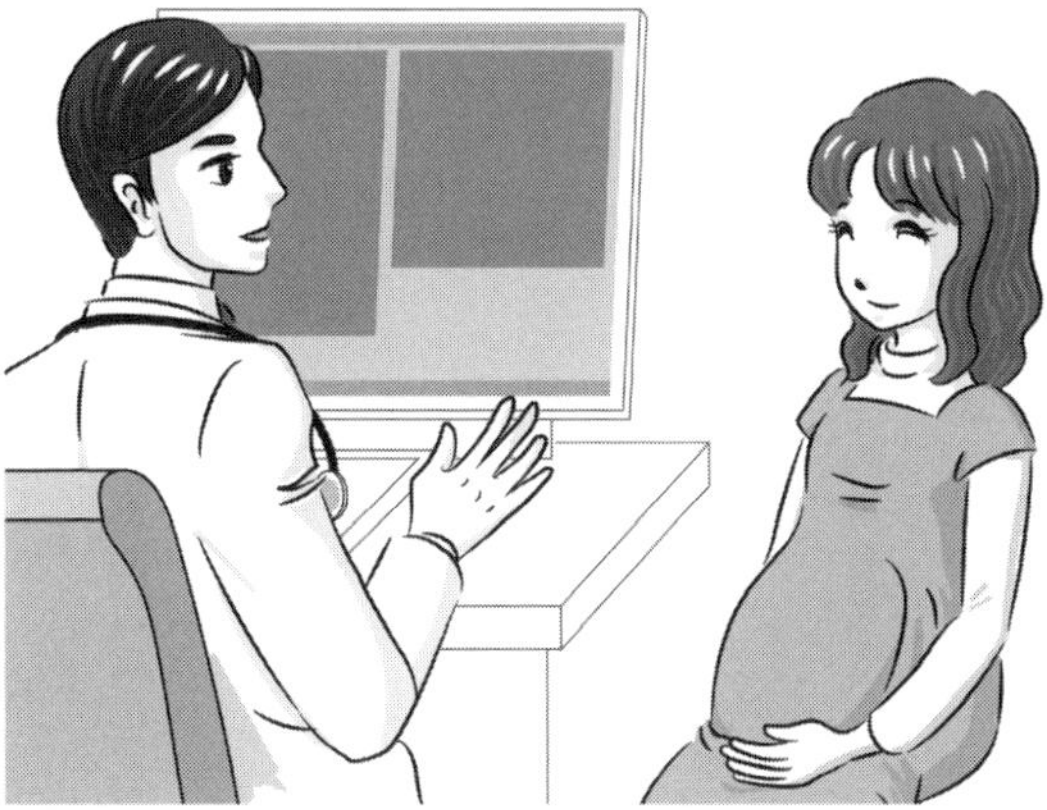

特に妊娠線の場合は、母体や胎児の健康状態を最優先しなくてはならないため、思うようなケアがやりたくてもできないことが多々あります。

双子などの多胎児妊娠や高血圧、高齢や持病があるなかの出産など、とくに高リスクの妊娠は医師から安静にするように指示されることが多く、自分自身で〝頑張りたくても頑張れない〟なかで妊娠期間を過ごし、そのまま何もケアできずに出産してしまうことを余儀なくされてしまっているのではないでしょうか。その結果、大きな後悔の念を抱いている方を数多くみてきました。

一方、肉割れについては、どのような環境・どうすればできるのか？　といった正しい知識・情報が少ないため「どうしてこうなってしまったのか？」とできてから驚いてしまう・悔やんでしまう人が多いのではないでしょうか。

病気を治すための副作用として肉割れになってしまった方、成長期に予期せぬ肉割れを起こしてしまった方などは、本書を読んで「あのときああしていればこんなにならなかったのか!」と思っているかもしれません。

しかし、ここであきらめてはいけません。肉割れ・妊娠線の治療に期限はないからです!

「必ず治る」と信じて適切な治療を受けることが必要です。

肉割れ・妊娠線の悩みをあきらめる必要はありません!

最初にお話したように、当院では血流改善ガスを使って肉割れ・妊娠線の治療を行っており、多くの患者様を治療させていただいてきました。その中には10年以上前にできた肉割れ・妊娠線の治療で訪れた患者様もいらっしゃいます。

また30年前にできた肉割れでも、血流改善ガス治療で目に見える効果を出しているのも事実です。

つまり、最近できてしまった妊娠線はもちろんのこと、10代の思春期の頃にできた肉割れの治療も同時に行うことが十分可能なのです。

次項から、当院で治療を受けた方々が、どのように悩んでいたのか、どのような対策をしていたのか、そして当院での治療の結果どうなったのか、実例の一部をご紹介していきます。

本書を読んでいるあなたにもきっと血流改善ガス治療の効果を感じていただけるはずです。そしてご自身の悩みもあきらめる必要がないことがわかることでしょう。

お客様の声①　肉割れが消え自信がついたことで、彼からプロポーズを受けました！

／神奈川県・20代女性

私はＩＴ関連の仕事をしています。ベンチャー企業のため仕事量も多く、また残業も多いことから、かなりの運動不足でした。

ある日、鏡を見ると、太ももに赤くミミズ腫れのような線がいくつもできていました。最初はそれが何かわからなかったのですが、痛みもないので少し経てば消えるのかなと思い、様子を見ることにしました。

しかし数日経っても赤い線が引かないので、心配になってネットで検索してみると、これが肉割れ線だということがわかりました。

そして一度できてしまうと一生治らないということも書いてあり、私は絶望的な気持ちになりました。

何か治す方法はないのかと思い、更に検索してみると、クリームやオイルがよいと書いてあったので、私は直ぐに閉店間際のドラッグストアに走って行ってクリームとオイルを買い、早速、家で肉割れの部分に塗ってみました。

しかし、１か月経っても2か月経っても全く効果はなく、むしろ肉割れが酷くなっていると感じました。当時、私には付き合って半年になる彼氏がいましたが、この状態を絶対に彼には見られたくないと思って、体を隠すようにしていました。

しかし、それでも隠しきれず、ある日、太ももの肉割れを見られてしまったのです。そして私の太ももを見た彼氏に「何それ？　気持ち悪い」と言われてしまいました。本当にショックでした。そしてその日から彼氏の態度は急激に冷たくなり、いつもは仕事が休みの日は会っていたのに、私を避けるかのように用事があると言って会わなくなってしまいました。

彼氏にフラれる恐怖を感じ、必死でまた何か治す方法はないのかと、ネットで調べるようになりました。そこで恵比寿美容クリニックのサイトを見つけました。

そのサイトには、クリームやオイルでは肉割れは消えないと書いてあり、私がやっていたことが無駄だったと初めてわかりました。

ここのクリニックは経験豊富な医師による診察が無料だったので、ワラにもすがる思いで行ってみましたが、先生やカウンセラーの方がとても優しくて、診察時にこれまでのことを話すと「本当に辛い思いをされてきましたね」と言ってくださり、私は先生の前で泣いてしまいました。こんなに親身になってくれる人は初めてでした。

診断の結果、私の場合は、長時間の座りっぱなしによる血流の悪さが原因のようでした。確かに会社でずっと座って仕事をしていましたので、凄く納得しました。また私に合った自宅でのケアの方法やメンタルケアの方法などもたくさん教えていただくなど信頼できましたので、恵比寿美容クリニックでの肉割れの治療を受けてみることにしました。

最初の1～2回の治療では、あまり変化がありせんでしたが、3回目くらいから目に見えて変化があり、3か月くらい経ったあとにはほとんど気にならなくなりました。

しかも1回の治療も5～10分くらいなのであまり負担もなく楽でした。

その頃から周りの人にも明るくなったと言われ、久々に会った彼氏に、「なんか最近キレイになったね！」と言われたのです。そのときは本当に嬉しかったです。

そしてその後、彼からプロポーズを受け、入籍することになりました。

お客様の声②　コンプレックスを解消し、着たい洋服を着られるようになりました！

／東京都・30代女性

私は現在、アパレル業界で店舗での販売の仕事をしています。洋服が大好きでいつもオシャレでいられると思いアパレル業界に就職をしました。

いつも自社の服を着て販売をするのですが、高校生の頃にできた太ももとふくらはぎの肉割れに悩んでいました。白い線がたくさんあり、光に当たると肉割れ線が光ってとても目立つのです。

お客様に見られて気持ち悪がられるのではないかと思い、できる限り黒いタイツを履いていて、それが難しいときは厚手のストッキングを履いて隠していました。

しかし厚手のストッキングでも薄らと見えている状態でしたし、厚手のストッキングは足がキレイに見えません。アパレルなのに思い切ったオシャレができず、どちらかというと隠すことばかり考えていました。そのせいか販売成績もあまりよくありませんでした。

この肉割れのコンプレックスをどうにかしたいと思い、肉割れによいと言われているクリームも試しましたし、エステのハーブ療法も試しましたが、金額が高い割に、肌がボロボロになるだけで全く効果がありませんでした。

更に皮膚科にもいきましたが、どこの皮膚科の先生にも「もうできてしまった肉割れは消えないから、これ以上肉割れ線ができないようにしましょう！」と言われるばかりで全く相手にされない状態でした。

もう肉割れ線は諦めるしかないと思っていたところに、恵比寿美容クリニックのＨＰを見つけ、ここでも相手にされないかもしれないけど、診察料が無料だったこともあり、一度行ってみようと電話をしてみました。

まずそこで驚いたのが電話対応の素晴らしさでした。丁寧に現状なども聞いてくれて私の気持ちも理解してくれました。

今までの皮膚科とは比べものにならないくらいの対応で、もしかしたらここだったら治るかもしれないと希望が湧きました。

当日、クリニックに行くと、カウンセラーの女性の方が優しく迎えてくれました。また他の患者さんと会わないように、プライバシーも配慮していて、一度も他の患者さんに会うことはありませんでした。

先生の診察時も、普通だと症状を見せるだけですが、ここの先生は、私が販売の仕事でお客さんに好奇な目で見られているのではないのかなどの悩みなど色々と聞いてくれました。そして初めて「それは辛かったですね。治療をして堂々と好きな服を着て仕事を楽しみましょう！」と言ってもらいました。

今までの先生は、全く相手にもしてくれなかったのですが、恵比寿美容クリニックの先生は、治療だけではなく、その後の私のライフスタイルの願望まで叶えてくれようとしたのです。私は本当に感激しました。

エステや皮膚科は表面しかアプローチができないので、全く無意味だったということを知り、私はショックを受けましたが、ようやく正しい治療法にたどり着いた気がして、その場で治療を受けることを決めました。

10年以上前にできた肉割れですから消えるのかとても不安でしたが、治療の翌日に自分のふくらはぎを見てみると、少し薄くなっているのがわかりました。

今まで何をしても全く変化がなかったのに、1回で効果が出ていることに驚きと喜びでいっぱいになりました。

そして3回4回と治療を続けていくと、あれだけ悩んでいたのが嘘のように気にならなくなりました。

そして念願の厚手のストッキングを脱いで、スカートやキュロットなどの短い丈の洋服にも挑戦できるようになりました。また、コンプレックスを解消したことでお客様に対しても積極的に販売ができるようになり、販売成績も上がり店長として任されるまでになりました。

この治療を受けていなかったら私は売上が上がらず解雇されていたかもしれません。コンプレックスを解消し、着たい洋服を着られて、更に仕事でも昇格できたので本当に治療を受けてよかったと思います。

私のように「皮膚科で治らない」とたらい回しにされた方には、恵比寿美容クリニックの肉割れ治療は本当におすすめです。治療法もそうですが、先生やスタッフの方の対応が本当に素晴らしいです。

お客様の声③　娘とプールに行けるようになりました！／神奈川県・20代女性

私には5歳になる娘がいます。結婚して直ぐに妊娠しました。妊娠はとても嬉しかったのですが、臨月になった頃にお腹にたくさんの妊娠線ができてしまった のです。かなり深くひび割れし、まるでスイカのようでした。

また妊娠中の体重の増加により、お尻や太ももにも肉割れ線ができてしまいました。

それまでは市販のクリームでケアをしていたのですが、全く効果がありませんでした。無事に出産をして、それからもクリームを塗ってケアをしていましたが全く消えません。

娘が大きくなるにつれて、プールに行きたいと私に言うようになりました。娘が行きたいと言うので、連れて行ってあげたいのですが、どうしてもこの妊娠線と肉割れ線を見られるのが嫌なのです。

そこで主人にも「娘をプールに連れて行って」とお願いをしましたが、「何でお前じゃなくて俺が連れていくんだよ！」と逆ギレされてしまったのです。

確かに毎日働いてくれている主人よりも、専業主婦である私のほうが娘と過ごせる時間がありますから、私が連れていくべきだと思います。

しかし、プールに行って周りの人に、私の妊娠線を見られるのはかなり恥ずかしいですし、子どもにも嫌な思いをさせるのではないかと思うと、どうしても連れて行くことができませんでした。

また別の日に、娘を幼稚園に迎えに行った帰り道のことです。「ユミちゃんもお母さんにプールに連れて行ってもらって一緒に泳いだんだって！　なんでうちはプールに行けないの？」と私に寂しそうに言ってきました。

そんな寂しそうな顔をしている娘の顔を見て、私は娘のやりたいことも叶えてあげられないダメな母親だと自分を責めました。

この妊娠線をどうにかして娘をプールに連れていきたいと思い、勇気を出して仲の良いママ友に相談をすることにしました。

すると友人は「レーザーで妊娠線を消す治療を受けた」と言っていました。私と同じように悩んでいる人がいたことも驚きでしたが、治療法があることにも驚きでした。

しかし、次の友人の言葉にまたがく然としました。「レーザー治療で１００万円も払ったんだけど、それでも結局消えなかったのよね」友人は仕事を持っていますから金銭的にも余裕があります。

しかし私は専業主婦ですからそんな大金を払う余裕はありません。しかも100万円を払っても消えなかったのであれば、お金をムダに捨てたようなものです。

しかし、話は続いて、「レーザー治療では全く消えなかったんだけど、ネットで恵比寿美容クリニックを見つけてね、無料診察があったから行ってみたの。診察してもらって合わなかったら帰ればいいと思ってね。治療法も今までのレーザー治療とは全くの別もので、炭酸ガス治療っていうんだけど、フランスや韓国で妊娠線の治療法として10年以上の実績があるらしいのよ。日本だと最新の治療法で他のクリニックにはないんだって。

最新治療なら消えるかもしれないと思ってお願いしてみたのよね。そしたらレーザーでは消えなかったのに、この炭酸ガス治療で消すことができたのよ」と言うのです。

しかもレーザー治療の100万円よりはるかに安い金額でした。

専業主婦の私でも出せる金額でしたので、私は友人に紹介してもらい治療を受けることにしました。するとあんなにひどかった妊娠線が、少しずつ薄くなっていきました。

そして、念願のビキニを着て娘をプールに連れていくことができました。娘の嬉しそうにはしゃぐ顔は今でも忘れません。

専業主婦の私でも治療ができる金額でしたし、この治療を受けて本当によかったと思います。産後の妊娠線にはレーザー治療ではなく10年以上の実績があり、日本では最新治療の炭酸ガス治療がおすすめです。

お客様の声④　離婚の危機を救ってくれた妊娠線治療／千葉県・30代女性

私は妊娠したことにより、お腹に、猫にひっかかれたような赤い線がたくさんできてしまいました。

自分のお腹を見ると、出産前の自分の身体と比べてしまい、すごく悲しくなっていました。ちょっとでも薄くならないかと頑張ってダイエットもしましたし、ネットで評判のクリームも試してみましたが、ちっとも消えませんでした。

毎日の子育ての大変さと自分のみにくい妊娠線を見ることで、どんどん気分が暗くなっていきました。主人にもひどい妊娠線を見られたくないという気持ちで、夜の回数も減り、夫婦仲も悪くなっていたのです。

私も働いていましたし、主人も夜遅くまで働いているので、起きて主人の帰りを待っていようと思っても、日々の育児や仕事の疲れで寝てしまい、いつの間にか朝になっているという毎日でした。ひどいときには、丸一日会話もできなかったということもありました。

ある日、仕事から帰宅し夕食の準備をしていると、珍しく主人が早く帰宅しました。驚いた私は「おかえり。どうしたの？　こんなに早く」と言うと、主人の表情は固く黙ったままでした。

何か嫌な予感がしたのですが、その次の瞬間に主人の口から「離婚したい」という言葉が出てきました。

私は突然のことで頭が真っ白になり、パニック状態になりました。そのときには、即答はできませんでしたので時間が欲しいとだけ言い会話を終わらせました。この妊娠線が原因で離婚にまで至ってしまったのです。

私はどうしてもやり直したいという気持ちが強く、妊娠線が消える方法を調べることにしました。するとネットで恵比寿美容クリニックのサイトが出てきました。

妊娠線は皮膚移植をするくらい大変なことかと思っていましたが、恵比寿美容クリニックの治療法は注射で治すもので、治療後のダウンタイムも少なく、負担もなくできるようだったので、直ぐに診察の予約を取りました。

クリニックは恵比寿駅の直ぐ側で、その日は突然雨が降って来てしまったのですが、駅から近かったので濡れずに済みました。

ドアを開けると清潔感のあるキレイな内装で、受付の方も笑顔で迎えてくれました。

担当してくれたカウンセラーの方もお子さんがいらっしゃるようで、出産後の妊娠線について症例写真なども見せてくれて、親身にお話をしてくれました。

またその方も妊娠線を治療して消したようでした。同じ体験をされた方がクリニックにもいらっしゃったので、私もお願いすることにしました。

初めての治療ですから最初はとても怖かったのですが、先生とお話をしている間にあっという間に終わってしまいました。

あんなにひどかった妊娠線が薄くなるにつれて、私の心も晴れていきました。

そして離婚したいと言った主人とも、話し合いの機会をつくってもらい、これまでの自分のことをすべて打ち明けました。

妊娠線が嫌で主人に見られたくなかったこと、見せたら気持ち悪いと思われてしまうのではないかということ、育児と仕事疲れで経度の産後うつ状態になっていたということ、そのすべてを話すと主人は涙を流して「申し訳なかった」と謝ってくれたのです。

主人は自分に気持ちがないと誤解をしていたようでした。

私はこの治療を受けていなければ、きっと自分の悩みを主人に打ち明けられなかったと思います。この治療のおかげで離婚の危機からも逃れることができました。

今では夫婦仲良く育児をしています。そして今、私のお腹の中には新しい命が宿っています。また妊娠線ができてしまうのではないかと不安ですが、それよりも子どもの誕生が楽しみで仕方ありません。もしまた妊娠線ができてしまったら恵比寿美容クリニックにお願いしようと思います。そのくらい手軽な治療なので、妊娠線にお悩みの方にはおすすめです。

お客様の声⑤　心置きなく筋トレをできるようになりました！／東京都・20代男性

私は筋トレが趣味なのですが、筋肉を一気につけてしまったせいか肩や胸の脇側などに肉割れができてしまっています。最初はそこまで目立たなかったのですが、筋トレするほど範囲が広がり、目立つようになってしまい、白い筋がいくつも入ってでこぼこしているのです。

どんどん目立つようになっていくのを見て、ジム仲間からも「それ消えないの？」「せっかく鍛えてるのに見栄えが悪いよね」と言われてしまい、落ち込んでしまいました。

確かに、鍛えれば鍛えるほど肌の見栄えが悪くなるのですから、トレーニングすることに対するモチベーションも落ちてしまいました。

そこでネットで調べてみると、筋肉の成長に伴って肉割れが出てしまう人はまれにいることがわかりました。そこで肉割れに効果があるというクリームを購入して塗ったり、マッサージをして消そうと努力したのですが、まったく効果がありませんでした。

もっと他の方法はないか調べていたところ、同じ悩みの人が美容クリニックで治療を受けて肉割れを消したと書いていました。

でも「高そうだな」と思っていたところ恵比寿美容クリニックを見つけたのです。

恵比寿美容クリニックならそれほど高くもなく、しかも短時間、数回くらいでも効果が出るということでした。仕事にジムにと忙しい生活を送っている自分の生活でも、継続して行けそうだと思いました。

美容クリニックは女性が行く所というイメージでしたし、はじめて行ったので最初は緊張しました。しかし受付の方も先生もとても丁寧だったので、安心してお任せすることができました。

先生からは「トレーニングで肉割れができる人も少なくありませんよ」と教えてもらい、また、これまでも筋トレでできた肉割れを施術したこともあるそうでした。

実際の施術では痛みやダウンタイムはほとんどなく、普段の仕事や筋トレへの影響はほとんどありませんでした。しかも3回程度の施術で肉割れはすっかり目立たなくなり、ジム仲間からも「目立たなくなった」「肌が綺麗になった」と言われて、とても嬉しかったです。

これからは肉割れを気にせず、思いっきりトレーニングすることができます。

お客様の声⑥　出産によるバストの肉割れを消すことができました／埼玉県・20代女性

妊娠、出産し授乳するようになってから胸が大きくなり、そのせいで胸に白い線のような肉割れができました。最初はわずかでしたが、徐々に範囲が広くなり、線の1つひとつも目立つようになったように思います。

自分でも気にしていたのですが、傷ついたのが夫の反応です。

授乳中に私の胸の肉割れを夫が見て「それ、授乳が終わったらなくなるんだよね？」と不安そうな目で行ってきたのです。授乳後もバストサイズは元に戻ったのに肉割れは消えず、夫から「なんでなくならないの？」「もっとちゃんとケアしたら？」と言われてとても落ち込みました。

私自身とても気になるようになってしまい、雑誌で見たクリームをぬってみたり、エステにいってケアしたりもしました。しかし、肉割れへの効果を感じることはできませんでした。自己流でやってみたマッサージも、やり方が悪かったのか内出血してしまうこともあり、やめてしまいました。

このままでは夫からずっと不満を持たれてしまうし、夜の回数も減ったままになってしまいます。

それは嫌なので、ネットで肉割れに効果があるいろんな方法を探してみました。そこでたまたま恵比寿美容クリニックのＨＰを見つけたのです。

恵比寿美容クリニックのページには「肉割れは肌の病気」「他のクリームやエステなどの方法では効果がない」と書かれていて「ああ、もっと早く知っておきたかったな」と思いました。

ＨＰでは治療法についてわかりやすく書かれていたので、無料で診断してもらえるなら試しに行ってみようと思いました。

実際に会ってお話を詳しく聞いてみると、肉割れにマッサージ、エステ、クリームなどがなぜ効かないのか詳しく教えてくれて、恵比寿美容クリニックで行っている治療法のメカニズムについても教えてもらいました。子どもがいるので通えるか不安でしたが、1回の時間が短いので行きやすく、夫にも理解してもらえる価格だったので、利用することに決めました。

施術の翌日から「ちょっと薄くなったかも」と思えるくらいの効果が出て、ようやく改善のきざしが見えてとても嬉しかったです。さらに2回目、3回目とみるみる薄くなって、夫からも「昔みたいな綺麗な肌に戻って嬉しい」と言われ、夫との関係も元に戻りました。

恵比寿美容クリニックに行って本当によかったです。

お客様の声⑦　肌の露出がある服装を楽しめるようになりました／東京都・30代女性

妊娠後に太ったため、お尻や二の腕に白色の妊娠線がたくさんできてしまいました。出産したのが冬だったのでしばらくは長袖の服で隠せていたのですが、夏になると半袖の服を着たり露出が増えるので、妊娠線が見えてしまうとの不安に悩んでいました。実際、夏になると上の子の仲のよいママ友と遠出して海に行くことになってしまいました。

海ではもちろん水着を着るため、妊娠線も隠せません。

周りのママ友たちは同年代なのに綺麗な肌で、見比べて落ち込んだし、気づいていないふりをしてくれているママ友たちの気遣いを感じて、余計に惨めな気持ちになってしまいました。せっかくの楽しいはずの海が、妊娠線を恥ずかしがってしまう自分のせいで辛い思い出になってしまったのです。

もうこんな惨めな思いはしたくないと思い、次の日からいろんな治療法を探し始めました。

ネットで調べたところレーザー治療が有効そうだと思い、実際にカウンセリングに行ってみたのですが、費用が高額な上にカウンセラーから施術を強くすすめられ、ここではやりたくないと思い、施術を受けることをやめてしまいました。

「もっと信用できて、できるだけ高い効果が得られる方法はないのかな、」そう思って探してみて、見つけたのが恵比寿美容クリニックだったのです。

恵比寿美容クリニックの無料カウンセリングを申し込み、実際に行ってみると、カウンセラーの方が親身になって症状や状況を聞いてくれ、治療を強くすすめられることもありませんでした。

ここなら信頼できるかも、と希望が持てました。

また、恵比寿美容クリニックが行っている炭酸ガス治療は、海外でも実績が出ている方法だそうで、これなら自分の妊娠線もきれいになるかもとわくわくしました。

治療中の痛みが心配でしたが、私はほとんど感じることはありませんでした。ダウンタイムも少なかったため、普段の生活への影響はほとんどなかったです。

3回、4回と治療を受けるうちに明らかに妊娠線が薄くなり、お風呂の鏡で自分の姿をチェックするのが楽しみになりました。

これからは安心して自分の体を友達にも見せられる、海も存分に楽しめると、今はとても前向きな気持ちです。

恵比寿美容クリニックで治療してもらって本当によかったです。

お客様の声⑧　醜かった網の目のような妊娠線が目立たなくなりました／千葉県・30代女性

私は妊娠中から妊娠線ができないようにクリームを塗って予防していたのですが、その効果は出ず、妊娠後は結局お腹に網の目のような妊娠線ができてしまいました。出産してお腹が小さくなってももちろん消えず、お腹の広範囲に網の目のような妊娠線が定着してしまったのです。お風呂に入る度に気になり、妊娠線がある自分の体が醜く感じるようになりました。

出産後は夫との夜の関係もなくなり、原因はこの醜いお腹の肌の状態にあるのではないか、これさえ治れば自信を取り戻して夜の関係もまたできるようになるのではないかと思うようになりました。

もうクリームに効果がないことはわかっていたので、他の方法をネットで調べてみたところ、レーザー治療をしているクリニックが多いようでした。そこで、名前を聞いたことがある有名なクリニックをいくつも回って治療を受けてみたのですが、合計100万円以上のお金をかけたのにまったく妊娠線は薄くならず、お金をドブに捨てる結果になってしまいました。

そこでレーザー以外の治療法で何とかならないかと探したところ、恵比寿美容クリニックの血流改善ガス治療を見つけたのです。

恵比寿美容クリニックの血流改善ガス治療は、妊娠線の原因である真皮層を再生させる治療法で「これまで受けた治療とは違うみたい」と思いました。これで治らなければ諦めようと思い、治療を決意したのです。

クリニックに行ってみると、受付でたくさんの症例写真を見せてもらい、私と似たような症状の人でも明らかに症状が改善されていることがわかり、希望が持てました。

カウンセリングでは丁寧に私の症状をみてもらい、血流改善ガス治療なら改善する可能性が高いと言ってくれました。

実際に治療を受けると、1回目から変化がわかりました。さらに何度も治療を受けるうちに、みるみる妊娠線が薄くなっていきました。有名なクリニックでもできなかったことが恵比寿美容クリニックではできて、本当にすごいと思いました。

お腹の網の目のような妊娠線がほとんど目立たなくなり、自信を取り戻すことができたので、これからは夫との関係も元の良い関係に戻していきたいと思います。

お客様の声⑨　脚を露出するファッションができるようになりました／神奈川県・40代女性

私の妊娠線ができたのは、今から20年も前に妊娠したときのことです。妊娠時に太ったために、お腹や太もも、ふくらはぎにも妊娠線ができていました。

当時から妊娠線を何とかしたいと思っていたのですが、仕事や子育てに追われ、自宅でのクリームやマッサージなどしかできませんでした。

それもまったく効果はなく、気休めにしかなっていませんでした。

妊娠線を人から見られたくないために、ずっと気にしてスカートやパンツの丈を長めなものしかはかなかったり、厚手のストッキングをはいて脚を隠すようにしていました。

しかし40代になり、子育ても落ち着き、再び美容にこだわるようになり「もっと気軽におしゃれできるようになりたい」という気持ちが強くなったのがきっかけで、妊娠線をなんとか治療する方法を探すようになったのです。

治療するために皮膚科に行ってみましたが、皮膚科では「妊娠線は治らない」「予防しかできない」と言われ、悪化しないためのクリームをもらうだけでした。20年も前にできたものだし、今さら治らないのかも知れないと暗い気持ちになりました。

さらにネットで調べて、美容クリニックでダーマペン治療を受けることにしました。

しかしダーマペンもまったく効果がなく「もう意味がないことにお金を使うのはやめようかな」と思うようになっていきました。

しかしやはり諦めきれず、これで最後にしようと他の治療法を探していたところ、見つけたのが恵比寿美容クリニックの炭酸ガス治療でした。ＨＰで丁寧に治療のメカニズムについて解説されていたため、信用できそうですし、診断が無料なら受けてみるだけ受けてみようかなと行ってみたのです。

妊娠線ができたのが20年も前のことであることを言うと「できてから時間がたっていても改善できたケースがあるので、あなたの場合も改善できる可能性があります」と言われ、救われた思いでした。

実際に治療を受けると、お腹、太もも、ふくらはぎの妊娠線がほとんど目立たなくなり、目を近づけてみないとわからないくらいになりました。脚を隠す必要もなくなり、普通のファッションも楽しめるようになったのです。もうこれから隠す必要はないと思うと、とても嬉しいです。

お客様の声⑩　ダイエットでできた肉割れが綺麗になりました／千葉県・30代男性

私は、長い間肥満体型でした。

ここ数年でダイエットをして痩せることができたのですが、長いこと肥満だったことからお腹にスイカのような肉割れが広範囲にあり、痩せて普通の体型になったことでかえって目立つようになってしまいました。

ようやく痩せられてこれから恋人をつくろうと思っていたのに、この気持ち悪い肉割れを見られたらどんな反応をされるのか怖いです。せっかく痩せたのに自信がつかず、鏡で自分の体をみるたびになんて醜い体なんだろうと思ってしまいます。ネットで見つけたプラズマ治療を受けてみたのですが、効果はほとんどなく「あれだけお金をかけてこれだけ？」と思いました。がっかりしてダメ元で自宅でできるクリームやマッサージも試しましたが、全然効果はありませんでした。

そこで他のクリニックの治療法を探してみたところ、恵比寿美容クリニックのことを知りました。恵比寿美容クリニックでは妊娠線治療をしていて、これは自分の症状に近いので効果が期待できるのではないか、と思い電話してみました。

診断は無料だったので、実際にはどのくらい効果があるのか、男性でも大丈夫か聞いてみると「男性でも施術を受ける人は少なくありません」「メカニズムは妊娠線と同じなので、肥満でできたものでも改善する可能性があります」と言われ、ここなら大丈夫かもと治療を受けることにしました。

1回の治療は短時間で終わり、費用もこれまでに行った他のクリニックと比べてずっと安かったので手軽に受けることができました。

しかも効果も高く、自分の場合は、お腹の広範囲の肉割れが数回でほとんどわからなくなったくらいです。肌が綺麗になったことで自分に自信がつき、これから新しい恋愛ができると希望を取り戻すことができました。恵比寿美容クリニックには本当に感謝しています。

お客様の声⑪　10年以上抱えていたコンプレックスが解消されました／神奈川県・20代女性

中学3年の部活を引退した頃に肉割れができてから、ずっとコンプレックスでした。15才だったのでかれこれ10年以上悩まされてきました。

着るものも肉割れが見えないものを選ぶようになって、心からおしゃれを楽しめていません。

「どうにかして肉割れを消したい」そう思って生きてきました。

私の場合は、主に腰・お尻の中心と太ももに少し肉割れがあります。ぱっと見は白いひび割れのような線が広がっており、触るとでこぼこしています。できたばかりの頃は、赤い線だったのが、時間が経って白い線に変わりました。

予防のためにも毎月1万円もする肉割れ専用のクリームを長年にわたって塗ってきましたが、少しも変化は見られませんでした。

努力をしているのに状況は変わらない。

そんな状態が悲しくて、医療機関での本格治療を考えはじめました。

治療を開始したのは27才のときです。私の肉割れは初めてできてから10年以上が経っていました。なので、どんな肉割れ用のクリームを使っても改善はされませんでした。

どうしようかと困っていたところ、インターネットで恵比寿美容クリニックのことを知りました。

そこに書かれていた

・「血流改善ガス治療」は皮膚の深いところまでアプローチ

・肉割れができて長い時間が経過してしまった場合にも効果がある

との文を見て「ここだったら治るかも」と思いました。

加えて1回あたりの施術時間が短い点も魅力的した。残念ながら、肉割れの治療は1度の施術では治りません。症状の重さによって、人それぞれ施術回数が異なるようです。私は全15回かかりました。皮膚の生まれ変わりが約1か月周期とのことで、月1回のペースで通うことになります。"なるべく効率的に物事を終えたい"と考える私にとって短時間で終わるということはとても嬉しいことでした。私は恵比寿にある飲食店によく行くので、友達に会う前後にサクッと施術できることもありがたかったです。

実際に受けたカウンセリングでは、

「恵比寿美容クリニックでは、"血流改善ガス治療"という治療方法で治療を行います。皮膚の内部、奥深くまで届く炭酸ガスを注入することで、肌の代謝そのものを活性化させて治療していくものです。毎月1度のペースでご来院をおすすめします」

といった感じで内容をよく理解できました。

でも、やはり一番気になるのは治療効果です。そのあたりを問うと多くの患者さんの症例の写真を見せてもらい、必要な施術回数・費用などの説明をしていただくことができました。そして自分も改善されるということに確信が持てたのでその場で治療を受けることを決めました。

施術を終え、長年のコンプレックスであり、一生続くかと思った肉割れの悩みがなくなったことは私の人生を大きく変えたと言っても過言ではありません。妊娠線・肉割れに悩んでいる人は多いです。でも私もそうだったように「相談する相手がいない」「言うのが恥ずかしい」「行ったところで何の解決にもならない」と諦めてしまっている人が大半だと感じます。だからこそ専門のお医者さんに相談し、正しい治療方法を理解し、実践することが必要だと今は確信をもって言うことができます。悩んでいる方こそ相談してみることをおすすめします。

お客様の声⑫　20年の悩みが解消されました！／東京都・30代女性

中学に上がった頃に、赤いミミズ腫れのような肉割れができてしまいました。最初は放っておけば治ると思っていましたが、治るばかりか症状が悪化し、肉割れの範囲も広がっていきました。

肉割れを隠すために、制服のスカートをひざ下まで伸ばしたりしていました。思春期なので、体育の時間など周りからもからかわれて、本当に辛かったです。

最初の数年間は朝出かける前とお風呂上りに毎日クリームを塗っていました。ずっと悩んでいたので親に相談したところ、皮膚科に行くことをすすめられ、近所の皮膚科に行きました。そこで皮膚科の先生に「これは、治療法がそもそもないので諦めるしかないですね。クリームを塗っても意味がないですよ」と言われてしまいました。皮膚科の先生にこんなことを言われるとは思っておらず、本当にショックでした。帰った日の夜、持っていたクリームはすべて捨ててしまいました。それ以来、ひたすら「これ以上ひどくならないで」と祈りながら、肉割れを隠す毎日でした。夏でも厚手のストッキングを履いていたので、10代〜20代の頃は、何だかおばさんのようで嫌でした。もちろんミニスカートも履けませんでしたし、水着も数回しか着たことがありません。20代になると肉割れの範囲は広がらなかったのですが、色素沈着などが起こり、より目立つようになってしまいました。

そんなときに、たまたま友人の紹介で恵比寿美容クリニックを知りました。そこで始めて、妊娠線・肉割れの治療法があることを知りました。その説明を受け、その日から治療を開始してもらいました。その結果、20年来の悩みがみるみる解消していきました。

人の視線を気にすることがなくなったので、何だか自信も付きました。それまでは、隠すことばかりをしていたので、自分の性格が内向的だったと思います。もう一生、厚手のストッキングが手放せないと思っていたのに、まさか肉割れを消せる日が来るなんて、本当に嬉しくて、今ではオシャレが楽しくて仕方ありません。

私は、20年以上前にできた肉割れに、ずっとコンプレックスを感じていました。そして、治療法がないと諦め、隠すことばかりしていました。しかし、心のどこかでは、消せるなら消したいとずっと思っていたのです。きっと、私と同じような思いをお持ちの女性は多いと思います。また、治療法があるとわかっても、実際にクリニックに行って相談したり、肉割れの部位を見せるのは恥ずかしいし、とても辛いと思います。でも、治療を行うことでコンプレックスから解放され、オシャレを楽しめる毎日が来るので、ほんの少し勇気を振り絞って欲しいと思います。

あとがき

本書を手に取っていただき、誠にありがとうございました。

私は肉割れ・妊娠線に苦しむ方々の悩みを少しでも解消したいという思いから本書の執筆を開始しました。

「長年の悩みから解放されて、自分に自信を持つことができるようになりました」

このような患者様の声を聞かせていただくために私は美容医療の道を志したと言っても過言ではありません。

そして、今後も1人でも多くの方がご自身に〝自信〟を持っていただけるよう尽力して参ります。

本書を通して肉割れ・妊娠線に対する正しい理解が深まることを祈念して筆を置かせていただきます。

恵比寿美容クリニック　堀江　義明

著者略歴

堀江　義明（ほりえ　よしあき）

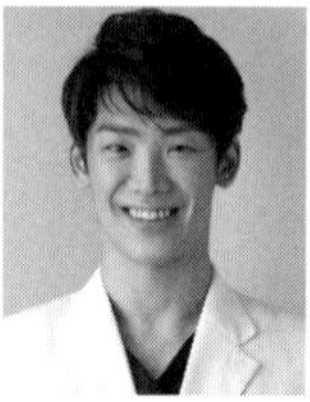

1987年1月生

2011年3月　東海大学医学部卒業　医師免許取得

2011年4月　臨床医として某病院勤務

2013年4月　湘南美容外科クリニック美容皮膚科責任者着任

2014年5月　独立し、恵比寿美容クリニック開設現在に至る

経営理念：未来に挑戦し、未来を創造し、すべての人により豊かな未来を提供する

妊娠線を消したければ、お腹を温めなさい

2019年11月18日　初版発行

著　者　堀江　義明 ©Yoshiaki Horie

発行人　森　　忠順

発行所　株式会社 セルバ出版
〒113-0034
東京都文京区湯島1丁目12番6号 高関ビル5B
☎03（5812）1178　FAX 03（5812）1188
https://seluba.co.jp/

発　売　株式会社 創英社／三省堂書店
〒101-0051
東京都千代田区神田神保町1丁目1番地
☎03（3291）2295　FAX 03（3292）7687

印刷・製本　モリモト印刷株式会社

Printed in JAPAN
ISBN978-4-86367-534-6